U0110941

中醫經典古籍 11

《脈貫》
校 注

清·王賢 著

高麗娜 校注

序

　　蓋聞乾坤合德，三才成焉；陰陽合理，萬物育焉。故天道則四時行，地道則萬物生，人道則贊天地之化育。是故先聖以性道而帥天下之仁義，軒岐以藥石而治世人之沉痾，然即大矣哉！

　　醫之時，用也。獨是醫之為學莫難於察病機，更莫難於明脈理，故曰脈之理淵，最難言也。昔在黃帝生而神靈，猶曰若窺深淵而迎浮雲。叔和有絕人之識，纂《靈》《素》《難經》為《脈經》，而云胸中了了，指下難明。叔微有穎悟之智，而云脈之理微，幽而難明。吾意所解，口莫能宣也。繇是觀之，古先聖賢，生而知之者猶有難之，而況於後學，有困而不學者乎？推其意也，徒假岐黃之術以為射利之資，豈有濟世扶危之深心，壽國壽民之願乎？

　　王君世瞻，習見此風，能深憫恤，因手著

《脈貫》一書，稍佐渡世之津梁，而為俗學之指南也。將見是書一經問世，則折衷有自，蒼生得幸，實盛世壽國壽民之一助也。

余則披覽之餘，其中發奧闡微，條分縷析，實繼啟先賢，發明後學，真可謂醫學之條目，脈理之綱領也。融會貫通，則表裡精粗無不到，而全體大用無不明矣。苟非格物致知者孰能之乎？噫！先生乃天民之先覺者也，今將以斯道覺後覺也。

時康熙辛卯歲仲冬月桐溪年
家眷同學弟顏福濬湖氏書於陋巷居

自 序

古今醫學典籍浩繁，病機脈理幽深。夫醫學之要莫先於切脈，然脈理之精微，奧蘊難明，是非難辨。先哲每多明論，殫其奧蘊，辨其是非，但各著一書，尚未能互相闡發耳。

然則其微言妙義載在諸書，散漫難稽矣，苟非潛心篤學，博覽群書，烏能洞其玄微？況有似是而非之論難明，又有數候俱見，異病同脈之惑難識，使後學之士竟惘然莫辨。若切脈不真，則病之虛實不能灼見，未有不攻補之妄施者也。此則失之毫釐，差於千里，安能起沉痾而摻司命之權乎？

余不揣譾陋，纂集《脈貫》一書，採集群書，芟其繁蕪，纂其奧旨，更以前賢所未發者，略陳管見，以補未備。其中互相闡發，剖析明盡，雖脈理幽深而難明，精微實可一理以貫通。

苟熟讀而深思，旁通而觸類，自有神明之妙，不至迷途窘步，而莫知適從也已。

吾知是書之輯成，或不能不貽笑於高明，然以濟世生人之意，亦未必無小補云爾。

時康熙庚寅歲暮春月穀旦桐溪王賢世瞻氏書於盛德堂

凡 例

一、諸家脈書非繁而不快，即簡而多漏者也，況又每多偏誤，恒少辨論，唯《脈經》《脈學》《脈鑒》《正眼》《刊誤》《樞要》論窮奧蘊，辨誤精明。是集祖述六書，芟其繁蕪，纂其奧論，洗盡浮詞，獨存精要，而又博採群書，摘其奧旨。更以前賢所未發者，略陳管見，以補未備，使脈理有指南，後學有入門，可一覽無餘，更不必他求矣。

二、古今脈書輒得隨文附和雷同，美惡雜陳，是非莫辨。豈知古人之論有得有失，不有褒貶，何以垂訓？茲集中匯諸書之微論，採百家之創旨，互相闡發，其是非得失一一剖析明盡，非敢以前人之論妄肆譏議，正恐立言之誤致遺禍後人。即張子和所云：昔人有一誤，苟不正其非，即流為千百世之害。則美刺昭然，不可謂非考鏡得失之一助也。

三、脈法皆採摭王叔和，《脈經》要旨以為提綱，繼之以歷代名賢可法之語，以互相闡發，間或附以己意，補其未備，以申明先哲言不盡意之義。非敢自以為是，煩賢者斥正之，勿誚愚之狂妄也，幸甚。

四、脈法頭緒繁多，小有不當，同於操刃，正所謂失之毫釐，差於千里。茲者條分縷析，簡要詳明，關千年之蓁蕪，張暗室之明燈。

五、脈書著述雖多，紛然不能劃一，若不折其衷而為之定論，則後學莫可適從。余不揣譾陋，逐一考究《內經》，匯群賢之確論，取惠源發明、瀕湖二十七脈而擴充之，條分縷析，發明而辨誤，貫釋而參治；更有精微妙義，有雜出於殘篇斷簡者，有美必收，無微不錄；亦博採集以互相闡發，使學者可以觸類貫通，庶無望洋問津而莫知適從也已。

六、人之疾病，每感於風寒暑濕燥火六氣而成者居多。若察脈不明司天在泉與運氣，則病因莫識，是非亦莫辨矣，有何異於山中無曆日哉？茲採《內經》司天、在泉、主運、客運、主氣、客氣、南北二政、司天不應之脈，一一備集。其中苟能神而明之，何慮怪症之莫識，沉痾之難治哉？所謂造

化在手，物類聽其鑪錘，橐籥在心，乾坤亦任其旋轉耳！

七、診脈而不明十二經絡，焉知疾病之在何經？開口動手便錯，部分差訛，病源莫辨。捨此有辜，伐彼無過，其不貽致邪失正之禍者幾稀矣。茲採《內經》十二經絡並圖像咸集其中，以便稽考。

八、望、聞、問、切，古人命曰四診。知切矣而略於三者，猶欲入戶而閭門，其可得哉？茲者採經文，集名論，類成一帙，而四診之法始全。學者尤當孰玩而深味焉。

九、醫書但言某病得某脈生，某脈死，而未嘗發明注釋其所以生死之理。幸《必讀》《脈辨》發明而詳注，今採二書之注而增補之，使臨診之頃而決斷生死不難矣。

十、女科之病情，最隱微而難見，況經期胎產之脈候又與男子之不同。茲者採經文，集名論，類成一帙，以備參考。雖為女科之病情隱微，脈理可以闡發而顯明，豈曰女科誠難治哉？

十一、《脈訣》乃高陽生所編，假王叔和之名，其中舛錯甚多，此貽誤後世之罪豈淺哉？幸元・戴同父刊《脈訣》之誤行世已久。今之庸醫不能辨《脈廖》之非，仍傳誦為家秘，其錯誤不殺

人者幾稀矣。予恐後學再為其誤，故特表而出之。

十二、先梓《脈貫》問世，從簡而易成也。《醫學全集》凡六種，《證治匯辨》三十二卷、《醫學纂要》十六卷、《女科大全》十八卷、《本草格言》九卷、《經旨》九卷、《脈貫》九卷，其一也，全書共九十三卷。文成億萬，欲為助梓，工力浩繁，眾勷未易。故先自《脈貫》始，將為全集之醫學嚆矢焉，余將次第共鐫成書，合為全璧問世，誠醫學一大觀也。

十三、《脈貫》之刻，非余志也，而助梓成書尤非予願。予為經生時，旁及軒岐方術，自甲戌歲焚硯，殫心醫學，閱方書千卷，纂著《脈貫》一書，一十八年來稿凡三脫而書成，什襲珍之。初不欲公之世為信貨也，偶為朱羽采、程枚吉、鐘鳴大三先生賞識，倡為領袖，共勷助梓之舉，不欲湮沒予數十年著述苦功，為庸醫留一千秋鏡，為蒼生普作大慈航。以致邑中縉紳大夫與姻婭交遊，靡不助梓，以勷有成。斯非予一人垂教之私，實諸戚友贊助之功也。敢拉人之美而市己德，以忘所自，因以助梓姓氏分載篇端，並垂不朽云。

桐溪世瞻王賢識

考證書目

《素問》　　　　　　　《張及脈經手訣》

《靈樞》　　　　　　　《秦承祖脈經》

《皇甫謐甲乙經》　　　《南陽脈說》

《扁鵲脈經》　　　　　《通真子脈要新括》

《華佗脈經》　　　　　《劉元賓診脈須知》

《張仲景脈經》　　　　《楊仁齋醫脈真經》

《王叔和脈經》　　　　《劉三典方脈舉要》

《耆婆脈經》　　　　　《鳳髓脈經機要》

《褚氏遺書》　　　　　《王眂指迷方》

《巢氏病源》　　　　　《百會要訣脈經》

《外臺秘要》　　　　　《蔡西山脈經》

《李勣脈經》　　　　　《李希範脈經》

《甄權脈經》　　　　　《李東垣此事難知》

《徐氏脈經》　　　　　《韓氏脈訣》

《許建吳脈經鈔》　　　《張杲醫說》

《青溪子脈訣》　　　　《張景岳類經》

《徐氏指下訣》　　　　《馬玄台內經發微》

《劉開脈訣》　　　　　《李瀕湖脈學》

《孫子脈訣論》　　　　《吳鶴皋脈語》

《魏伯祖脈論》　　　　《楊文德太素脈訣》

《華子顯相色經訣》　　《彭用光太素脈》

《唐強明脈訣要訣》　　《王念西證治準繩》

《王適齋脈訣》　　　　《徐春甫古今醫統》

《戴同父脈訣刊誤》　　《龔廷賢古今醫鑒》

《黎民壽脈訣精要》　　《張三錫醫學六要》

《崔紫虛脈訣》　　　　《盧不遠芷園臆稿》

《王宗正難經圖說》　　《喻嘉言醫門法律》

《滑攖寧診家樞要》　　《張卿子心遠堂要旨》

《章季醫經脈要錄》　　《潘鄧林醫燈續焰》

《朱丹溪脈訣圖說》　　《李士材診家正眼》

《趙繼宗儒醫精要》　　《李辰山脈訣匯辨》

《杜清碧證論》　　　　《王惠源四診脈鑒》

《王世相醫開》　　　　《證治匯辨》（嗣出）

《劉純醫經小學》　　　《醫學纂要》（嗣出）

《王嘗闡微論》

目 錄

卷 一

∙∙∙

‖ 提綱論 ‖

《經》曰：調其脈之緩、急、大、小、滑、澀而病變定矣。蓋謂六者足以定諸脈之綱領也。又曰：小、大、滑、澀、浮、沉。《難經》則曰：浮、沉、長、短、滑、澀。仲景曰：弦、緊、浮、沉、滑、澀，此六者名為殘賊，能為諸脈作病。滑伯仁曰：提綱之要不出浮、沉、遲、數、滑、澀之六脈。夫所謂不出於六者，亦其足統表、裏、陰、陽、虛、實，冷熱風寒濕燥，臟腑血氣之病也。

浮為陽為表，診為風為虛；沉為陰為裏，診為濕為實；遲為在臟，為寒為冷；數為在腑，為熱為燥；滑為血有餘；澀為氣獨滯。

此諸說者，詞雖稍異，義實相通。若以愚意論之，不出表、裏、寒、熱、虛、實六者之辨而已。

卷
一

019

如浮為在表，則散大而芤可類也；沉為在裏，則細小而伏可類也；遲者為寒，則徐緩澀結之屬可類也；數者為熱，則洪滑疾促之屬可類也；虛者為不足，則短濡微弱之屬可類也；實者為有餘，則弦緊動革之屬可類也。此皆大概人所易知，然即六者之中復有相懸之要，則人或不能識，似是而非，誤非淺矣。

夫浮為表矣，而凡陰虛者脈必浮而無力，因真陰脫於下而孤陽浮於上，是浮不可以概言表而可升散乎？沉為裏矣，而凡表邪初感之盛者，陰寒束於皮毛，陽氣不能外達，則脈必先沉緊，是沉不可以概言裏而可攻下乎？遲為寒矣，而傷寒初退，餘熱未清，脈多遲滑，是遲不可以概言寒而可溫中乎？數為熱矣，而凡虛損之候，陰陽俱虧，氣血敗亂者，脈必急數，愈數者愈虛，愈虛者愈數，是數不可以概言熱而可寒涼乎？微細類虛矣，而痛極壅閉者，脈多伏匿，是伏不可以概言虛而可驟補乎？洪弦類實矣，而真陰大虧者，必關格倍常，是弦不可以概言實而可消之乎？乃知診法於綱領之中而復有大綱領者存焉。

設不能以四診相參，而欲孟浪任意，未有不覆人於反掌間者。

‖ 脈有亢制論 ‖

《經》曰：亢則害，承乃制。言太過之害也。此關於盛衰疑似之間，診者其可忽乎？夫亢者，過於上而不能下之謂也；承者，受也，亢極則反受制也。如火本剋金，剋之太過則為亢，而金之子為水可以制火，乘其火虛來復母仇，而火反受其制矣。比之吳王夫差起傾國之兵以與晉爭，自謂無敵，越王勾踐乘其空虛已入國中矣。

在脈則當何如？曰陽盛者脈必洪大，至陽盛之極而脈反伏匿，陽極似陰也。此乾之上九，亢龍有悔也。其證設在傷寒，或因失於汗下，使陽氣亢極，鬱伏於內，狀似陰症，唇焦舌燥，能飲水漿，大便閉硬，小便赤澀，然其脈雖沉，按之著骨，必滑數有力，審其矢氣穢臭殊常，或其躁熱不欲衣被，或揚手擲足，譫語不休，此陽證何疑？

故《經》曰：其脈滑數，按之鼓擊於指下者，非寒也。此為陽盛拒陰也。陰盛者脈必細微，至陰盛之極而脈反躁疾，陰極似陽也。此坤之上六，龍戰於野也。在傷寒則誤服涼藥，攻熱太速，其人素本腎虛，受寒遂變陰證，巡其浮游之火發見於外，

狀似陽證，面赤煩躁，大便門利，小便淡黃，嘔逆氣促，鄭聲咽痛，然其脈按之必沉細遲微，審其渴欲飲水復不能飲，此陰證何疑？

故《經》曰：身熱脈數，按之不鼓擊於指下者，非熱也。此謂陰盛拒陽也。

乃知凡過極者，反兼勝己之化。在於學者之細心揣測，則諸證無不洞其真偽矣。

‖ 脈位法天地五行論 ‖

北方為坎水之位也，南方為離火之位也，東方為震木之位也，西方為兌金之位也，中央為坤土之位也。人身一小天地，故脈位應之。

試南面而立，以觀兩手之部位，心屬火，居寸，亦在南也；腎屬水，居尺，亦在北也；肝屬木，居左，亦在東也；肺屬金，居右，亦在西也；脾屬土，居關，亦在中也。

以五行相生之理言之：天一生水，故先從左尺腎水生左關肝木，肝木生左寸心火，心火為君主，其位至高不可下，乃分權於相火，相火寓於右腎，腎本水也而火寓焉，如龍伏海底，有火相隨，右尺相火生右關脾土，脾土生右寸肺金，金復生水，循

環無窮。此相生之理也。

更以五行相剋之理言之：相火在右尺，將來剋金，賴對待之左尺實腎水也，火得水制則不乘金矣。脾土在右關，將來剋水，賴對待之左關實肝木也，土得木制則不侮水矣。肺金在右寸，將來剋木，賴對待之左寸實心火也，金得火制則不賤木也。右手三部皆得左手三部制矣。而左手三部竟無制者，獨何歟？右寸之肺金有子，腎水可復母仇，右關之脾土有子，肺金可復母仇，右尺之相火有子，脾土可復母仇。是制於人者，仍可制人，相制而適以相成也，此相剋之理也。

‖ 因形氣以定診論 ‖

逐脈審察者，一成之矩也；隨人變通者，圓機之用也。比如浮沉遲數以定表裏寒熱。此影之隨形，復何論哉？然而形體各有不同，則脈之來去因之亦異，又不可執一說以概病情也。何則？肥盛之人氣居於表，六脈常帶浮洪；瘦小之人氣斂於中，六脈常帶沉數；性急之人，五至方為平脈；性緩之人，四至便作熱醫；身長之人，下指宜疏；身短之人，下指宜密；北方之人，每見實強；南方之人，

恒多軟弱；少壯之脈多大；老年之脈多虛；醉後之脈常數；飯後之脈常洪；遠行之脈必疾；久饑之脈必空；室女、尼姑多濡弱；嬰兒之脈常七至。故《經》曰：形氣相得者生，三五不調者病。其可不察於此乎？

而更有說焉：肥盛之人，雖曰氣居於表，浮洪者是其常也，然使肌肉過於堅厚，則其脈之來也，勢將不能直達於皮膚之上，反欲重按乃見，若徒守浮洪易見之說，以輕手取之，則模糊細小，本脈竟不能測；瘦小之人，雖曰氣斂於中，沉數者是其常也。然使肌肉過於淺薄，則其脈之來也，勢將即呈於皮膚之間，反可浮取而知。性急之人，脈數是其常也，適當從容無事，亦近舒徐；性緩之人，脈遲是其常也，偶值侘傺多冗，亦隨急數。

北人脈強是其常也，或累世膏粱，或母系南產，亦未必無軟弱之形；南人脈弱是其常也，或先天稟足，或習耐勞苦，亦間有實強之狀。

少壯脈大是其常也，夭促者多見虛細；老年脈細是其常也。期頤者更為沉實。室女、尼姑濡弱者是其常也，或境遇優游，襟懷恬儋，脈來亦定沖和；嬰兒氣稟純陽，急數者是其常山，或質弱帶寒，脈來亦多遲慢。

以此類推，則人身固有一定之形氣，形氣之中又必隨地為之轉移，方能盡言外之妙也。

‖ 脈無根有兩說論 ‖

天下之醫籍多矣！或者各持一說，而讀者不能融會，漫無可否，則不見書之益而徒見書之害矣。

又何貴乎博學哉？即如脈之無根便有兩說。一以尺中為根，脈之有尺，猶樹之有根。叔和曰：寸關雖無，尺猶不絕，如此之流，何憂殞滅？蓋因其有根也。若腎脈獨敗，是無根矣，安望其發生乎？一以沉候為根，《經》曰：諸浮脈無根者皆死，是謂有表無裏，孤陽不生。夫造化之所以互萬古而不息者，一陰一陽互為其根也。使陰既絕矣，孤陽豈能獨存乎？

二說似乎不同，久而虛心討論，實無二致也。蓋尺為腎部，而沉候之六脈皆腎也。要知兩尺之無根與沉取之無根，總為腎水涸絕而無資始之原，宜乎病之重困矣。

又王宗正曰：診脈之法，當從心肺俱浮，肝腎俱沉，脾在中州。則與叔和之守寸關尺奇位以候五臟六腑之脈者大相徑庭。不知宗正亦從《經》文

「諸浮脈無根者皆死」之句悟入，遂謂本乎天者親上，本乎地者親下，心肺居於至高之分。故應乎寸，腎肝處乎至陰之位，故應乎尺，脾胃在中，故應乎關。然能與叔和之法參而用之，正有相成之妙。淺工俗學信此則疑彼者，皆不肯深思古人之推本立說，所以除一二師家接受之外，盡屬礙膺。許學士之不肯著書以示後來，乃深鑒於此弊也夫！

‖ 衝陽太谿二脈論 ‖

夫身之內，不過陰陽為之根蒂。醫者唯明此二字，病之吉凶莫不判然矣。《經》曰：治病必求於本。本之為言根也，源也。世未有無源之流，無根之木，澄其源而流自清，灌其根而枝乃茂，自然之經也。故善為醫者，必責根本。

而本有先天後天之辨。先天之本維何？足少陰腎是也。腎應北方之水，水為天一之源。後天之本維何？足陽明胃是也。胃應中宮之土，土為萬物之母。腎何以為先天之本？蓋嬰兒未成，先結胞胎，其象中空一莖透起，形如蓮蕊，一莖即臍帶，蓮蕊即兩腎也，而命寓焉。水生木而後肝成，木生火而後心成，火生土而後脾成，土生金而後肺成。五臟

既生，六腑隨之，四肢乃具，百骸乃全。

《仙經》曰：借問如何是玄牝？嬰兒初生先兩腎，故腎為臟腑之本，十二脈之根，呼吸之本，三焦之源，而人資之以為始者也，故曰先天之本在腎。而太谿一穴在足內踝後五分，跟骨上動脈陷中，此足少陰所注，為腧地也。

脾胃何以為後天之本？蓋嬰兒既生，一日不再食則饑，七日不食則腸胃涸絕而死。《經》曰：安穀則昌，絕穀則亡。猶兵家之有餉道也，餉道一絕，萬眾立散；胃氣一敗，百藥難施。一有此身，先資穀氣。穀入於胃，灑陳於六腑，而氣至，和調於五臟而血生，而人資之以為生者也，故曰後天之根本在脾。

而衝陽一穴在足跗上五寸，高骨間動脈，去陷谷三寸。此足陽明所過，為原之地也（脾胃相為夫婦，故列胃之動脈，而脾即在其中矣）。

古人見腎為先天之本，故著之脈曰人之有尺猶樹之有根，枝葉雖枯槁，根本將自生。見脾胃為後天之本，故著之脈曰有胃氣則生，無胃氣則死。所以傷寒必診太谿以察腎氣之盛衰，必診衝陽以察胃氣之有無，兩脈既在，他脈可勿問也。

如婦人則又獨重太衝者，太衝應肝，在足趾本

節後二寸陷中。蓋肝者，東方木也，生物之始。又婦人主血，而肝為血海。此脈不衰，則生生之機猶可望也。

‖ 脈有不可言傳論 ‖

脈之理微，自古記之。昔在黃帝，生而神靈，猶曰「若窺深淵而迎浮雲」。許叔微曰「脈之理幽而難明」。吾意所解，口莫能宣也。凡可以筆墨載，可以口舌言者，皆跡象也。

至於神理，非心領神會烏能盡其玄微？如古人形容胃氣之脈，而曰不浮不沉，此跡象也，可以中候求也；不疾不徐，此跡象也，可以至數求也。獨所謂意思欣欣，悠悠揚揚，難以名狀。

非古人秘而不言，欲名狀之而不可得，姑引而不發，躍如於言詞之表，以待能者之自從耳。東垣至此亦窮於詞說，而但言脈貴有神。唯其神也，故不可以跡象求，言語告也。

又如形容滑脈，而曰替替然如珠之圓轉；形容澀脈，而曰如雨沾沙；形容緊脈，而曰如切繩轉索；形容散脈，而曰如楊花散漫；形容任脈，而曰寸口丸丸。此皆跡象之外，別有神理。就其所言之

狀，正唯窮於言語，姑借形似以揣摩之耳。

‖ 脈有相似宜辨論 ‖

洪與虛，皆浮也。浮而有力為洪，浮而無力為虛。沉與伏，皆沉也。沉脈行於筋間，重按即見；伏脈行於骨間，重按不見，必推筋至骨乃可見也。數與緊，皆急也。

數脈以六至得名，而緊則不必六至，唯弦急而左右彈狀如切緊繩也。遲與緩，皆慢也。遲則三至，極其遲慢；緩則四至，徐而不迫。

實與牢，皆兼弦大實長之四脈也。實則浮、中、沉三取皆然，牢則但於沉候取也。

洪與實，皆有力也。洪則重按少衰，實則按之亦強也。革與牢，皆大而弦也。革則浮取而得，牢則沉取而見也。

濡與弱，皆細小也。濡在浮分，重按即不見也；弱主沉分，輕取不可見也。

細與微，皆無力也。細則指下分明，微則似有若無，模糊難見矣。

促、結、澀、代皆有止者也。數時一止為促；緩時一止為結；往來遲滯，似止非止為澀；動而中

止，不能自還，止有定數為代。

‖ 脈象論 ‖

浮脈法天，輕手可得，泛泛在上，如水漂木。
有力洪大，來盛去悠；無力虛大，遲而且柔；虛
極則散，渙漫不收；有邊無中，其名曰芤；浮小為
濡，綿浮水面；濡甚則微，不任尋按；更有革脈，
芤弦合看。

（此以浮脈為綱，而取洪、虛、散、芤、濡、
微、革七脈之兼乎浮者統匯於下也。浮脈法天，輕
清在上，故輕手即見，與肉分相應，如木之漂於水
面也。

洪脈者，如洪水之洪，有波濤洶湧之象，浮而
有力，來盛去衰，即大脈也，即鈎脈也。

虛脈者，浮而無力，且大且遲也。

散脈者，亦浮而無力，但按之如無，比於虛脈
則更甚矣，若楊花飄散之象。

芤脈者，芤草中空狀，如蔥管浮沉二候易見，
故曰有邊，獨中候豁然難見，正如以指著蔥，浮取
得上面之蔥皮，中取正在空處，沉按之又著下面之
蔥皮也。無中者，非中候絕無，但比之浮沉則無力

也，若泥為絕無是無胃氣矣。舊說以前後為兩邊，與芤蔥之義不和。

濡脈者，浮而小且軟也。

微者浮而極小極軟，比於濡脈則更甚矣。欲絕非絕，似有若無，八字可為微脈傳神。

革脈者，浮而且弦，且芤浮多沉少，外急內虛狀如皮革。仲景云：弦則為寒，芤則為虛，寒虛相搏，此名曰革。革脈，牢脈皆大而弦，革則浮取而得，牢則沉候而見也。舊以牢革為一脈者，非也。）

沉脈法地，如投水石。沉極為伏，推筋著骨；有力為牢，大而弦長；牢甚則實，愊愊而強；無力為弱，柔小如綿；細直而飲，如蛛絲然。

（此以沉脈提綱，而取伏、牢、實、弱、細五脈之兼乎沉者統匯於下也。沉脈法地，重濁在下，故重按乃得，與筋骨相應，如石之墜於水底也。

伏脈者，沉之極也，伏於下也。沉脈在筋骨之間，伏脈則推筋著骨，然後可見也。

牢脈者，沉而有力，且大且弦且長也。

實脈者，浮中沉三候皆有力，更甚於牢脈也。

弱脈者，沉而極細軟也。

細脈者，沉細而直且軟也。）

遲脈屬陰，一息三至。緩脈和勻，春柳相似；遲細為澀，往來極滯；結則來緩，止而復來；代亦來緩，止數不乖。

（此以遲脈提綱，而取緩、澀、結、代四脈之兼乎遲者統匯於下也。遲脈者，往來遲慢，為不及之象。

緩脈者，一息四至，往來和勻，春風微吹柳梢，此確喻也，即胃氣脈也。

澀脈者，遲滯不利，狀如輕刀刮竹，舊稱一止復來者，非也。

結脈者，遲而時有一止也。

代脈者，遲而中止，不能自還，且止有定數，如四時之有禪代，不愆其期也，故名曰代。）

數脈屬陽，一息六至。往來流利，滑脈可識；有力為緊，切繩極似；數時一止，其名為促；數如豆粒，動脈無惑。

（此以數脈提綱，而取滑、緊、促、動四脈之兼乎數者統匯於下也。數脈者，往來急數，為太過之象。

滑脈者，滑而不滯，如珠走盤也。

緊脈者，緊急有力，左右彈手，切繩者喻其緊，亦喻左右彈也。

促脈者，數而時有一止，如疾行而蹶也。

動脈者，形如豆粒，厥厥動搖，兩頭俱俯，中間高起，故短如豆粒。舊云上下無頭尾，則上不至寸為陽絕，下不至尺為陰絕，是死絕之脈，非動脈也。仲景云：陽動則汗出，陰動則發熱。由是則寸尺皆有動脈，謂獨見於關者誤矣。）

別有三脈，短長與弦。不及本位，短脈可原；過於本位，長脈綿綿；長而端直，狀類弓弦。

（此短、長與弦三脈，非浮沉遲數可括，故別立於此。短者，短縮之象；長者，相引之象；弦者，勁而端直之象。按戴同文曰：關不診短。若短脈見於關上，是上不通寸為陽絕，下不通尺為陰絕矣。）

‖ 脈有相反宜參論 ‖

浮沉者，脈之升降也；遲數者，脈之急慢也；滑澀者，脈之通滯也；虛實者，脈之剛柔也；長短者，脈之盈縮也；洪微者，脈之盛衰也；緊緩者，脈之張弛也；牢革者，脈之內外也；動伏者，脈之出處也；促結者，脈之陰陽也；濡微者，脈之窮於進退者也；芤弦者，脈之見於盛衰者也。

《經》曰：前大後小，前小後大；來疾去徐，來徐去疾；去不盛來反盛，去盛來不盛；乍大乍小；乍長乍短；乍數乍疏。是又二脈之偶見者也。

‖ 脈　賦 ‖

欲測病兮死生，須詳脈兮有靈。（脈理通乎神明，可推測疾病之死生。）左辨心肝之理，右察脾肺之情。（左手寸部胞絡與心脈，關部膽脈與肝脈；右手寸部胸中與肺脈，關部胃脈與脾脈也。）此為寸關所主，（以上四臟脈與腑脈主於兩手寸口關中。）腎即兩尺分並。（腎有兩枚，分居兩手尺部，左手尺部膀胱、小腸及腎脈；右手尺部大腸與腎脈。）

三部五臟易識，七診九候難明。（三部寸關尺是也，五臟心肝脾肺腎也，七診九候見於脈旨論中。）

晝夜循環，榮衛須有定數。（血為榮，氣為衛，榮行脈中，衛行脈外，循環無端，一日一夜周於身五十度，故為定數。）

男女長幼，大小各有殊形。（男脈寸強尺弱，女脈寸微尺盛；老人脈濡而緩，幼人脈數而急；肥

壯者細實，羸瘦者長大。是各有異形，皆得其正候，故為之平脈，反此者為病脈。）

復有節氣不同，須知春夏秋冬。（五日為候，三候為氣，三氣為一節；一歲三百六十日，共有七十二候，二十四氣，八節之令。與夫春夏秋冬四時之更端，各有所生之不同也。）

建寅卯月兮木旺，肝脈弦長以相從。（正月寅，二月卯，足厥陰肝木之旺，木當春而發，故其脈來宜弦長。）

當其巳午，心火而洪。（四月巳，五月午，手少陰心火之旺，火性上炎，故其脈來當洪大而散。）

脾屬四季，遲緩為宗。（辰、戌、丑、未之月屬四季，足太陰脾土之旺，土性厚重，寄旺於四季，故其脈來應和緩。）

申酉是金為肺，微浮短澀宜逢。（七月申，八月酉，手太陰肺金之旺，金性輕浮，故其脈來短澀而微浮。）

月臨亥子，是乃腎家之旺；得其沉細，各為平脈之容。（十月亥，十一月子，足少陰腎水之旺，水性下流，故其脈來沉細而滑。）

既平脈之不衰。（以上五臟之脈，四時隨經所

旺而不衰，故各得其平。）

反見鬼兮命危。（若心見沉細，肝見短澀，腎見遲緩，肺見洪大，脾見弦長，皆為鬼賊之相剋，故為死候。）

子扶母兮瘥速。（若心見緩，肝見洪，肺見沉之類，此子扶養於母，是相生之道，雖病易瘥。）

母抑子兮退遲。（腎病傳肝，肝病傳心之類，此母來抑子，病雖不死，然稽延難癒也。劉氏曰：即腎得短澀，肝得沉滑，心得弦長，為之虛邪者是也。）

得妻不同一治，生死仍須各推。（我剋者為妻，假如心得肺脈，謂夫得妻脈也。然妻來乘夫，雖不為正剋，生死各有推斷，解見下文。）

假令春得肺脈為鬼，得心脈乃是肝兒，腎為其母，脾則為妻。（五行木火土金水相生也，木土水火金相剋也。假如春屬木見肺金脈，為剋我之鬼也，見心火脈是我生之子也，見腎水脈是我生之母也，見脾土脈是我乘之妻也。）

春得脾而莫療，冬得心而不治，夏得肺而難瘥，秋得肝亦何疑。（《訣》云：春中若得四季脈不治，多因病自除，是為微邪也，故病不治自癒。此言春得脾而莫療，反以微邪為可畏何也？蓋春中

獨見脾脈，土乘木衰，土乘則生金來剋木故也。假令春中肝臟之脈弦而緩，弦是本脈尚存，雖土脾或乘之，此則為微邪，不足慮也。若本脈全無，而獨見脾緩之脈，此為害也。上文所謂得妻不同一治，正此謂與。夏、秋、冬皆以此類推。若本經脈全無，便不可以微邪論，故皆言不可治也。）

此乃論四時休旺之理，明五行生剋之義。（此結上文之義。）

患者要知欲死，須詳脈之動止。彈石劈劈而又急，解索散散而無聚，雀啄頓來而又住，屋漏將絕而復起。（彈石之脈，若堅硬之物擊於石，劈劈然殊無息數，此肝元已絕，胃氣空虛故也。解索之脈，猶索之解散，在筋骨上數動散亂而不能復聚，無復次第，緣精枯血竭，心腎俱絕也。雀啄之狀，來而急數，連連湊指，忽然頓絕而止，良久準前復來，如雀之啄食，謂來三而去也。屋漏之狀，如屋之漏，滴不相連續，或來或去，良久一滴，於地而四畔濺起之貌，皆緣脾元已敗，胃氣乏絕，穀氣俱盡，故見此兩脈也。）

蝦游莘莘而進退難尋，魚躍澄澄而遲疑掉尾。（蝦游之脈，沉時忽一浮，若蝦之游於水而莘莘然，不動少焉；瞥然驚撞，而去杳然，不見久之，

倏而復來。魚躍又曰魚翔，浮時忽一沉，其本不動而末強搖，如魚之游水，身首貼然不動而尾獨悠揚。緩搖之狀，倏然沉沒也。皆緣元氣已絕，榮衛兩亡，五臟俱敗，不日而死矣。）

　　復有困重沉沉，聲音劣劣，寸關雖無，尺猶不絕，往來息均，踝中不歇。如此之流，何憂殞滅。（沉沉，神昏也。劣劣，氣少也。無，謂無脈也。不絕，謂猶有脈也。息均，息數調勻也。踝中不歇，謂太谿之脈動而不止也。流，類也。殞，歿也。）

　　《經》文具載樹無葉而有根，人困如斯垂死，乃當更治。（《難經》曰：人之有尺，猶樹之有根也。）

‖ 重陰重陽論 ‖

　　寸脈浮大，陽也。又兼疾脈，此陽中之陽也，名曰重陽。尺內沉細，陰也。又兼遲脈，此陰中之陰也，名曰重陰。

　　上部重陽，下部重陰，陽亢陰隔，癲狂乃成。

‖ 脫陰脫陽論 ‖

　　六脈有表無裏，如濡脈之類，此名脫陰；六脈

有裏無表，謂之陷下，如弱脈之類，此名脫陽；六脈暴絕，此陰陽俱脫也。《經》曰：脫陰者，目盲；脫陽者，見鬼；陰陽俱脫者，危。

‖ 陰陽相乘相伏論 ‖

浮取之候，兩關之前皆陽也，若見緊、澀、短、小之類，是陽不足而陰乘之也。

沉取之候，兩關之後皆陰也，若見洪、大、數、滑是陰不足而陽乘之也。陰脈之中陽脈間一見焉，此陰中伏陽也；陽脈之中陰脈間一見焉，此陽中伏陰也。陰乘陽者必惡寒，陽乘陰者必內熱。陰中伏陽者期於夏，陽中伏陰者期於冬。

以五行之理推之，而月節可期也。

‖ 陰絕陽絕論 ‖

夫人唇為飛門，齒為戶門，會厭為吸門，胃為賁門，太倉下口為幽門，大腸、小腸會為闌門，下極為魄門，此為七衝門。此七門者。一氣貫通，無有壅遏，壅遏則氣閉而絕矣。

寸口之動脈應之，故寸關尺一脈貫通，無有間

絕，間絕則死。

　　寸脈為上，上不至關為陽絕；尺脈為下，下不至關為陰絕。陽絕死於春夏，陰絕死於秋冬。

‖ 上下有脈無脈論 ‖

　　經曰：上部有脈，下部無脈，其人當吐，不吐者死。觀當吐二字，便得腹中有物填塞，至陰抑遏肝氣，而絕升生之化也。故吐之則愈，不吐則暴死矣。若使其人胸中無物可吐，此陰絕於下也，亦是死症。

　　經又曰：下部有脈，上部無脈，雖困無能為害。所以然者？人之有尺，猶樹之有根，枝葉雖枯槁，根本將自生。此雖至理，亦不可執。

　　法曰：上不至關為陽絕，況無脈乎？明者可以悟矣。若覆病人之手而脈出者，此運氣不應之脈，非無脈也。

‖ 三因脈法論 ‖

　　外傷六氣曰外因，脈來浮緩則傷風，病在衛；弦緊則傷寒，病在營；虛弱則傷暑，病在氣；沉緩

則傷濕，病在肉；長躁則傷燥，病在血；虛數則傷熱，病在皮毛。此外邪所干，脈見其情，俱當升散者也。

內傷七情曰內因，脈來虛散，喜傷心也；弦激，怒傷肝也；沉澀，憂傷氣也；結滯，思傷脾也；緊促，悲傷肺也；沉弱，恐傷腎也；動搖，驚傷膽也。此內淫所奪，脈見其情，俱當平補者也。

飲食、勞倦、損傷曰不內外因，脈來細數弦滑，則傷飲；短滑疾實，則傷食；沉數頂指，則冷積；弦數弱大，則勞倦極也；微弱伏數，則色慾過也；沉伏滯澀，抑鬱甚也。

此正氣之所奪，脈見其情，久則變為虛勞，俱當調理者也。

‖ 從證不從脈論 ‖

脈浮為表，治宜汗之，此其常也，而亦有宜下者焉。仲景云：若脈浮大，心下硬，有熱，屬臟者攻之，不令發汗是也。

脈沉為裏，治宜下之，此其常也，而亦有宜汗者焉。少陰病，始得之，反發熱，而脈沉者，麻黃附子細辛湯微汗之是也。

脈促為陽，常用葛根芩連清之矣。若脈促厥冷，為虛脫，非灸非溫不可，此又非促為陽盛之脈也。

脈遲為寒，常用於薑附子溫之矣。若陽明脈遲，不惡寒，身體濈濈汗出，則用大承氣，此又非遲為陰寒之脈矣。

四者皆從證不從脈也。世有切脈而不問證，其失可勝言哉！

‖ 從脈不從證論 ‖

表證汗之，此其常也。仲景曰：病發熱頭痛，脈反沉，身體疼痛，當救其裏，用四逆湯。此從脈之沉也。

裏證下之，此其常也。日晡發熱者，屬陽明；脈浮虛者，宜發汗，用桂枝湯，此從脈之浮也。

結胸證具，常以大、小陷胸下之矣。脈浮大者，不可下，下之則死，是宜從脈而治其表也。

身疼痛者，常以桂枝、麻黃解之矣。然尺中遲者，不可汗，以營血不足故也，宜從脈而調其營矣。

此皆從脈不從證也。世有問證而忽脈者，得非仲景之罪人乎？

卷 二

∙∙∙

‖ 脈旨論 ‖

脈為血脈，氣血之先，血之隧道，氣息應焉。（脈為氣乎？而氣為衛，衛行脈外，則知非氣矣。脈為血乎？而血為營，營行脈中，則知非血矣。脈為經隧乎？而經隧實繁，則知非經隧矣。善乎！華元化云：脈者，氣血之先也。蓋人之身，唯是精與氣與神三者。精氣即血氣，氣血之先非神而何？人非是神無以主宰血氣，保合太和，流行三焦，灌溉百骸，故脈非他，即神之別名也。明乎此則氣也、血也，渾淪條析，所謂氣如橐籥，血如波瀾，一升一降，以成其用而脈道成矣。）

資始於腎，資生於胃，血脈氣息，上下循環。（人未有此身，先有此腎，氣血藉之以立基，而神依於氣，氣依於血，血資於穀，穀本於胃。是知胃

氣充則血旺，血旺則氣強，氣強則神昌。故曰先天之根本在腎，後天之根本在脾。脾胃相為夫妻，神之昌否皆以脈為徵兆。脈之行也，氣行而血隨，上下周匝，起伏交會，昫濡守使，各盡其職。）

十二經中皆有動脈，唯手太陰寸口取決。（《難經》曰：十二經皆有動脈，獨取寸口何謂也？扁鵲曰：寸口，脈之大會，手太陰之動脈也。以肺為五臟六腑之華蓋，布一身之陰陽，居於至高之位，凡諸臟腑皆處其下。肺系上連喉嚨吭嗌，以通呼吸，肺主一身之氣，氣非呼吸不行，脈非肺氣不布故耳。《素問》曰：飲食入於胃，游溢精氣，上輸於脾，脾氣必歸於肺，而後行於臟腑營衛。乃知五臟六腑之氣味皆緣胃入脾，緣脾入肺，此地道卑而上行也。緣肺而分佈於臟腑，此天道下濟而光明也。土居中而為金之母，係諸脈之根；肺居高而有君之象，布諸脈之令。故曰肺朝百脈，而寸口為之大會，猶水之朝宗於澥也。

脈之行於十二經絡者，即手足三陰三陽之經脈也。《難經》曰：經脈十二，絡脈十五，何始何終也？然。經脈者，行血氣，通陰陽，以榮衛於一身者也。其始中焦，注手太陰肺，手太陰肺注手陽明大腸，手陽明大腸注足陽明胃，足陽明胃注足太陰

脾，足太陰脾注手少陰心，手少陰心注手太陽小腸，手太陽小腸注足太陽膀胱，足太陽膀胱注足少陰腎，足少陰腎注手厥陰心包，手厥陰心包注手少陽三焦，手少陽三焦注足少陽膽，足少陽膽注足厥陰肝，足厥陰肝還復注手太陰，是謂一周也。）

　　診人之脈，令仰其掌，掌後高骨，是名關上，審位既確，可以布指，疏密得宜，長短不失。（凡診脈者，令人仰手，醫者覆手診之，掌後有高骨對平處謂之關上，看定部位，徐以中指先下於關部，次以食指下於寸部，次以無名指下於尺部。人長則下指宜疏，人短則下指宜密。）

　　布指輕重，各有不同，曰舉按尋，消息從容。（看脈唯在指法之巧。大法輕手循之曰舉，重手取之曰按，不輕不重，委曲求之曰尋。極須體認，如舉必先按之，按則必先舉之；以舉物必自下而上，按物必自上而下也。則舉中有按，按中有舉，抑揚反覆，而尋之義盡見矣。）

　　凡診病脈，平旦為準，虛靜凝神，調息細審。（平旦者，陰陽之交也。陽主晝，陰主夜；陽主表，陰主裏。《靈樞》曰：平旦陰盡而陽生受氣矣。日中而陽隴，日西而陽衰，日入陽盡而陰受氣矣。又曰：陽氣盡，陰氣盛，則目暝；陰氣盡而陽

氣盛，則寤矣。故診法當於平旦初寤之時，陰氣正平而未動，陽氣將盛而未散，飲食未進，穀氣未行，故經脈未盛，絡脈調勻，氣血未至擾亂，脈體未及變更，乃可以診有病之脈。又切脈之道，貴於精誠，嫌其擾亂。故必心虛而無妄想，身靜而不言動，然後可以得脈之妙。）

關前為陽，關後為陰，陽寸陰尺，先後推尋。（從魚際至高骨，卻有一寸，名曰寸；從尺澤至高骨有一尺，因名曰尺。界乎尺寸之間，因名曰關。關前寸為陽，關後尺為陰，關居中，若為陰陽界，而陰陽實互交於此。寸候上焦，關候中焦，尺候下焦。須先後細為推尋，推其虛實，尋其體象也。）

男子之脈，左大為順；女子之脈，右大為順。男尺恒虛，女尺恒盛。（左為陽，故男子宜左脈大也；右為陰，故女人宜右脈大也。寸為陽，尺為陰，故男子尺虛象離中虛也，女人尺盛象坎中滿也。）

陽弱陰強，反此則病。（男尺脈弱，女尺脈盛，故男女之脈不同。若男尺脈盛，女尺脈弱，則為相反而病矣。按男子以陽為主，故兩寸脈常旺於尺，若兩寸反弱，尺反盛者，腎氣不足也。女子以陰為主，故兩尺脈常旺於寸，若兩尺反弱，寸反盛

者,上焦有餘也。不足固病,有餘亦病,所謂過猶不及也。)

關前一分,人命之主,左為人迎,右為氣口。人迎緊盛,風邪在表;氣口緊盛,飲食傷裏。（關前一分者,寸關尺各有三分,共得九分。今曰關前一分,仍在關上,但在前之一分耳。故左關之前一分,辨外因之風,右關之前一分,辨內因之食。或以前一分為寸上,豈有左寸之心可以辨風,右寸之肺可以辨食乎?其說大謬。蓋寸關尺三部各占三分,共成寸口。故知關前一分正在關之前一分,人迎氣口之位也。左關之前一分屬少陽膽部,膽為風木之司,故緊盛則傷於風也。何則?以風木主天地春升之令,萬物之始生也。《素問》曰:肝者,將軍之官,謀慮出焉。與足少陽膽相為表裏。膽者,中正之官,決斷出焉。人身之中,膽少陽之脈行肝脈之分外,肝厥陰之脈行膽脈之位內。兩陰至是而交盡,一陽至是而初生,十二經脈至是而終。且膽為中正之官,剛毅果決,凡十一臟咸取決於膽。故左關之前一分為六腑之源,頭為諸陽之主宰,察表者之不能外也;右關之前一分屬陽明胃部,中央濕土得天地中和之氣,萬物所歸之鄉也。又曰脾胃者,倉廩之官,五味出焉。土為君象,土不主時,

寄王於四季之末，故名孤臟。

夫胃為五臟六腑之海，蓋清氣上交於肺，肺氣從太陰而行之為十二經脈之始。故右關之前一分為五臟之隘口，為百脈之根荄，察裏者不能廢也。況乎肝膽主春，氣浮而上升，陽之象也。陽應乎外，故以候表焉。脾胃為居中，土性凝而重濁，陰之象也。陰應乎內，故以候裏焉。若夫左寸之前違度，則生生之本虧；右寸之前先拔，則資生之元廢。

古人以為人命之主，顧不重哉！至若臟氣有不齊，稟賦有厚薄，或左脈素大於右，或右脈素大於左，孰者為常？孰者為變？或於偏弱中略見有力，已隱虛中之實；或於偏盛中稍覺無神，便是實中之虛。活潑施治，不攻伐無過可也。）

神門屬腎，兩在關後，人無二脈，必死不救。（《難經》曰：上部無脈，下部有脈，雖困無能為害。夫脈之有尺，猶樹之有根。枝葉雖枯槁，根本將自生。蓋兩尺屬腎，水為天一之元。人之元神在焉。即《難經》所謂三焦之原，守邪之神。故為根本之脈，而稱「神門」也。若無此二脈，則根本敗絕，決無生理。而脈微指為心脈者，誤矣。彼因心經有穴名曰「神門」，正在掌後兌骨之端，故錯認耳。殊不知心在上焦，豈有候於尺中之理乎？）

脈有七診，曰浮中沉上下左右，七法推尋。（浮者，輕下指於皮毛之間，探其腑脈也，表也。中者，略重指於肌肉之間，候其胃氣也，半表半裏也。沉者，重下指於筋骨之間，察其臟脈也，裏也。上者，即上竟上者，胸喉中事也，即於寸內前一分取之。下者，即下竟下者，少腹、腰、股、膝、脛、足中事也，即於尺內後一分取之。左右者，即左右手也。

凡此七法名為七診。別有七診，謂獨大、獨小、獨寒、獨熱、獨遲、獨疾、獨陷下中。）

又有九候，即浮中沉三部各三，合而為名，每候五十，方合於經。（每部有浮中沉三候，合寸關尺三部，算之共得九候之數也。夫每候必五十動者，出自《難經》，合大衍之數也。乃偽《訣》以四十五動為準，乖於經旨。必每候五十，凡九候共得四百五十，兩手合計九百，方與經旨相合也。）

上下來去至止六字，陰陽虛實，脈中奧旨。（上下來去至止六字者，足以別乎陰陽虛實。本岐黃之奧旨，滑攖寧闡明之。上者為陽，來者為陽，至者為陽；下者為陰，去者為陰，止者為陰。上者自尺部上於寸口，陽生於陰也；下者自寸口下於尺部，陰生於陽也。脈有上下，是陰陽相生，病雖

重，不死。來者自骨內之分出於皮膚之際，氣之升也；去者自皮膚之際還於骨內之分，氣之降也。脈有來去，是表裏交泰，病雖重，必起。此謂之人病脈和也。若脈無上下來去，死無日矣。故曰：脈不往來者，死。若來疾去徐，上實下虛，為癲厥疾。來徐去疾，上虛下實，為惡風也。至者，脈之應；止者，脈之息也。止而暫息者，愈之疾，止久有常者，死也。

《素問》曰：謹熟陰陽，無與眾謀。所謂陰陽者，去者為陰，至者為陽；靜者為陰，動者為陽；遲者為陰，數者為陽。陰陽之理，不可不熟。故曰謹。獨聞獨見，非眾所知，故曰無與謀。則果能明於上下來去至止六字，以通陰陽虛實之理者，在昔猶難之。初學於此道，其有懵然無知者，乃可肆口以談耶！）

包絡與心左寸之應，唯膽與肝左關所認，膀胱及腎左尺為定；胸中及肺右寸昭彰，胃與脾脈屬在右關，大腸並腎右尺班班。（此遵《內經》脈法分配臟腑於兩手也。《內經》診法包絡配心，胸中配肺，大腸列於右尺，小腸附於膀胱。包絡與心脈皆在左手寸上，膽脈與肝脈皆在左手關上，膀胱及腎脈皆在左手尺上；胸中與肺脈皆在右手寸上，胃脈

與脾脈皆在右手關上，大腸與腎脈皆在右手尺上，偽《訣》以大、小腸列於寸上，三焦配於左尺，命門列於右尺，詳考《內經》並無命門，經絡何以應診？膻中置而不言，男女易位，至數差訛，形脈不分，圖像罔設，良可笑也。夫寸主上焦，以候胸中；關主中焦，以候膈中；尺主下焦，以候腹中。此人身之定位也。大、小腸皆在下焦腹中，偽《訣》越中焦而候之寸上，有是理乎？滑伯仁見及此，以左尺主小腸、膀胱、前陰之病，右尺主大腸、後陰之病，可稱千古支眼。偽《訣》之誤，特因心與小腸為表裏，肺與大腸為表裏耳。殊不知此乃經絡之表裏，而誤作臟腑之表裏。諸家脈書亦未辨正，竟混配於寸口，誤世已久，今特辨之。

　　按張路玉云：大小二腸之氣平居無病之時，收二腸之氣未嘗不隨經而之寸口也；以病言之，則二腸司傳化之任，病則氣化不順，而為留滯，又必驗之於尺。以無病有病而定臟腑，殊為大謬。但臟腑配寸關尺，診脈驗病，乃古聖軒岐立論，確有一定之理，豈可以有病將二腸之脈診於尺，以平居無病者診於寸口哉？此論似是而實非，乃起後世之疑端，予特表而正之。）

　　五臟不同，各有本脈。左寸之心浮大而散；右

寸之肺浮澀而短；肝在左關，沉而弦長；腎在左尺，沉石而濡；右關屬脾，脈象和緩；右尺相火，與心同斷。（心肺居上，脈應浮；腎肝居下，脈應沉；脾胃居心肺腎肝之間，謂之中州，脈亦應在浮沉之間。心肺同一，浮也。但浮大而散者，象夏火，故屬心；浮澀而短者，象秋金，故屬肺。

肝腎同一，沉也。但沉弦而長者，象春木，故屬肝；沉石而濡者，象冬水，故屬腎。脈和而緩，氣象沖融，土之性也，故屬脾。右腎雖為水位，而相火所寓，故與左寸同斷也。

按呼出者心與肺為陽，故心與肺皆浮。心為陽中之陽，故浮且大而散；肺為陽中之陰，故浮而兼短澀。吸入者腎與肝為陰，故腎肝之脈皆沉。腎為陰中之陰，故沉而且石；肝為陰中之陽，故沉而兼長。脾為中州，故不浮不沉而脈在中。

足厥陰肝脈沉而弦長，足少陰腎脈沉石而滑，足太陰脾脈中和而緩，足少陽膽脈弦大而浮，足陽明胃脈浮長而澀，足太陽膀胱脈洪滑而長；手少陰心脈洪大而散，手太陰肺脈浮澀而短，手厥陰心包絡脈浮大而散，手少陽三焦脈洪大而急，手陽明大腸脈浮短而滑，手太陽小腸脈洪大而緊。）

若夫時令亦有平脈，春弦夏洪秋毛冬石，四季

之末和緩不忒，太過實強，病生於外，不及虛微，病生於內。（此言四季各有平脈也。天地之氣，東升屬木，位當寅卯，於時為春，萬物始生。其氣從伏藏中透出，如一縷之煙，一線之泉，在人則肝應之而見弦脈，即《素問》所謂其氣來軟弱輕虛而滑，端直以長，又謂軟弱招招，如揭長竿末梢者是也。氣轉而南屬火，位當巳午，於時為夏，萬物盛長。其氣從升後散大於外，如騰湧之波，燎原之火，在人則心應之而見鉤脈。即《素問》所謂其氣來盛去衰，又謂脈來累累如連珠，如循琅玕者是也。氣轉而西屬金，位當申酉，於時為秋，萬物收成。其氣從散大之極自表初收，如浪靜波恬，煙清焰息，在人則肺應之而見毛脈。即《素問》所謂脈來厭厭聶聶，如落榆莢者是也。氣轉而北屬水，位當亥子，於時為冬，萬物合藏。其氣收降而斂實，如埋鑪之火，匯潭之泉，在人則腎應之而見石脈。即《素問》所謂其氣來沉以搏，又謂脈來喘喘累累如鉤，按之而堅者是也。以上經論所云四時諸脈形狀，雖因時變易，其中總不可無和柔平緩景象。蓋和緩為土，即是胃氣，有胃氣而合時便是平脈。

《素問》云：脾脈者，土也。孤臟以灌溉四旁者也。今弦、鉤、毛、石中有此一種和緩，即是灌

溉四旁，即是土矣，亦即是脾脈矣。以其寓於四脈中，故又曰善者不可得見；又曰長夏屬脾，其脈和柔相離，如雞踐地。察此脈象，亦不過形容其和緩耳。辰、戌、丑、未之月各有土旺一十八日，即是灌溉四旁之義，故分為四時有土而不見土也。

若論五行，則析而為五，土居其中，是屬長夏，況長夏居金、火之間，為相生之過脈，較他季月不同，故獨見主時之脈。二說雖殊，其義不悖，當參看之。所謂太過、不及者，言弦、鈎、毛、石之脈與時相應俱宜和緩而適中，欲其微似不欲其太顯，欲其微見不欲其不見。

今即以一弦脈論之，若過於微弦而太弦，是謂太過，太過則氣實強，氣實強則氣鼓於外而病生於外，脈來洪大緊數弦長滑實為太過，必外因風寒暑濕燥火之傷。不及於微弦而不弦，是謂不及，則氣虛微，氣虛微則氣餒於內而病生於內，脈來虛微細弱短濇濡芤為不及，必內因喜怒憂思悲恐驚七情之害。其鈎、毛、石之太過不及，病亦猶是也。

李士材曰：春弦夏洪秋濇冬石，各隨時令而見焉，此為平脈也。如春宜弦脈，而得洪脈者，至夏必死；得濇脈者，至秋必死；得石脈者，至冬必死。為真臟之氣先泄也，其象先見於非時，當其時

而不能再見矣。

（按：凡診脈之法，先識時脈與胃脈及臟腑平脈，然後推之病脈。時脈謂春三月六部中俱帶弦，夏三月俱帶洪，秋三月俱帶浮，冬三月俱帶沉。胃脈謂中按得之脈來和緩有神也。凡臟腑之脈既平又得時脈與胃脈，是無病者也。反此者則為病脈矣。）

循序漸進，運合自然，應時即至，躁促為愆。（上古《脈要》曰：春不沉，夏不弦，秋不數，冬不澀，是謂四塞。謂從四時者不循序漸進，則四塞而不通也。所以初當春、夏、秋、冬孟月之脈，則宜仍循冬、春、夏、秋季月之常，未改其度。俟二分、二至以後始轉而從本令之王氣，乃為平人順脈也。故天道春不分不溫，夏不至不熱，自然之運，悠久無疆。使在人之脈，方春即以弦應，方夏即以數應，躁促所加，不三時而歲度終矣。其能長世乎？故曰一歲之中，脈象不可再見。如春宜弦脈而得洪脈見也，謂中之氣先泄耳。今人遇立春以前而得弦脈，反曰時已近春不為病脈，所謂四時之氣成功者退，將來者進。言則似辨而實悖於理矣。

愚謂：脈雖待時而至，亦不可絕類而至。若春至而全無冬脈，夏至而全無春脈，己雖專王而早絕

其母氣，是五臟不相貫通也。）

四時百病，胃氣為本，脈貴有神，不可不審。（土得天地沖和之氣，長養萬物，分王四時，而人胃應之。凡平人之常，受氣於穀，穀入於胃，五臟之腑皆以受氣，故胃為臟腑之本。此胃氣者，實平人人之常氣，不可一日無者，無則為逆，逆則死矣。胃氣之見於脈者，如經曰：脈弱以滑是有胃氣。又曰：邪氣來也緊而疾，穀氣來也徐而和。是皆胃氣之謂。故四時有四時之脈，四時有四時之病，但土灌溉四旁，雖病態百出，必賴之以為出死人生之機也。比如春令木旺，其脈當弦，但宜微弦而不至太過，是得春胃之沖和。若脈來過於弦者，是肝邪之勝，胃氣之衰，而肝病見矣。

倘脈來但有弦急而絕無沖和之氣者，乃春時胃氣已絕，而見肝家真臟之脈，病必危矣。鉤、毛、石俱準此以察胃氣之多寡有無，而病之輕重存亡了然在目矣。故蔡氏曰：不大不小，不長不短，不滑不澀，不疾不遲，應手中和，意思欣欣，悠悠揚揚，難以名狀者，胃氣脈也。東垣曰：有病之脈當求其神，如六數七極熱也，脈中有力即有神矣，為泄其熱；三遲二敗寒也，脈中有力即有神矣，為去其寒。若數、極、遲、敗，脈中不復有力，為無神

也，而遽泄之、去之，神將何依耶？故經曰：脈者，氣血之先；氣血者，人之神也。

按王宗正診脈之法，當從心肺俱浮，肝腎俱沉，脾在中州。即王氏之說而知東垣所謂脈中有力之中，蓋指中央戊己土，正在中候也。胃氣未散，雖數而至於極，遲而至於敗，尚可圖也。故東垣之所謂有神，即《內經》之所謂有胃氣也。）

一呼一吸，合為一息。脈來四至，平和之則；五至無痾，閏以太息；二至為遲，遲則為冷；六至為數，數即熱證；轉遲轉冷，轉數轉熱。（醫者調勻氣息，一呼脈至，一吸脈再至，呼吸定息，脈來四至，乃和平之準則也。然何以五至？亦曰無痾乎？人之氣息時長時短，凡鼓三息必有一息之長，鼓五息又有一息之長，名曰「太息」。如曆家三歲一閏，五歲再閏也。言脈必以四至為平，五至便為太過，唯正當太息之時，亦曰無痾。此息之長，非脈之急也。若非太息，正合四至也。至於性急之人，五至為平脈，不拘太息之例。蓋性急脈亦急也。若一息而脈僅三至，即為遲慢而不及矣，遲主冷病；若一息而脈遂六至，即為急數而太過矣，數主熱病；若一息僅得二至，甚而一至，則轉遲而轉冷矣；若一息七至，甚而八至、九至，則轉數而轉

熱矣；一至、二至、八至、九至，皆死脈也。）

遲數既明，浮沉須別。浮沉遲數，辨內外因；外因於天，內因於人。天有陰陽風雨晦明；人喜怒憂思悲恐驚。（浮脈法天，候表之疾，即外因也；沉脈法地，候裏之病，即內因也。外因者，天之六氣，陰淫寒疾，陽淫熱疾，風淫末疾，雨淫腹疾，晦疾惑疾，明淫心疾是也。淫者，淫佚偏盛，久而不復之謂。故陰淫則過於清冷而陽氣不治，寒疾從起，如上下厥逆，中外寒慄之類；陽淫則過於炎燠而陰氣不治，熱疾從起，如狂譫、煩渴、血泄淫之類。風淫則過於動搖而疾生梢末，如肢廢、毛落、黎習、癭瘤之類。雨淫則過於水濕而疾生腸腹，如腹滿腫脹，腸鳴濡泄之類。晦淫則過於昏暗，陽光內鬱而成惑疾，如百合、狐惑、熱中、臟躁之類。明淫則過於彰露，陽光外散而成心疾，如恍惚動悸、錯妄失神之類。

內因者，人之七情，即所謂七氣：喜則氣緩，怒則氣上，憂則氣亂，思則氣結，悲則氣消，恐則氣下，驚則氣亂之類是也。喜氣緩者，喜則氣和，營衛通利，故氣緩矣。怒氣上者，怒則氣逆，甚則嘔血及食，故氣上矣。憂氣亂者，憂則氣亂。思氣結者，思則心有所止，氣留不行，故氣結矣。悲氣

消者，悲則心系急，肺布葉舉，使上焦不通，榮衛不散，故氣消矣。恐氣下者，恐則精卻，精卻則上焦閉，故氣還，還則下焦脹，故氣下矣。驚則心無所倚，神無所歸，虛無所定，故氣亂矣。）

老弱不同，風土各異，既明至理，還貴圓通。（老弱之盛衰，與時變遷；風土之剛柔，隨地移易。如老弱之人，脈宜緩弱，若過於旺者，病也；少壯之人，脈宜充實，若脈過弱者，病也。東極之地，四時皆春，其氣暄和，民脈多緩。南極之地，四時皆夏，其氣炎蒸，民脈多軟。西極之地，四時皆秋，其氣清肅，其脈多勁。北極之地，四時皆冬，其氣凜冽，民脈多石。然猶有說焉，老人脈旺而躁者，此天稟之厚，引年之叟也，名曰壽脈。若脈躁疾，有表無裏，則為孤陽，其近死矣。

壯者脈細而和緩，三部同等，此天稟之靜，清逸之士也，名曰清脈。若脈細小而勁直，前後不等，其可久乎？東南卑濕，其脈軟緩；居於高巔，亦西北也。西北高燥，其脈剛勁；居於污澤，亦東南也。南人北脈，取氣必剛；北人南脈，取氣必柔；東西不齊，可以類剖。又永年者，天稟必厚，故察證則將絕而脈猶不絕；夭促者，天稟必薄，故察證則未絕而脈已先絕。其可執一乎？）

卷 三

··

‖ 肺臟脈法 ‖

肺脈浮澀而短。肺合皮毛，肺循皮毛而行。持
肺脈之法，下指如三菽重，輕輕按至皮毛而得者為
浮；稍稍加力，脈道不利為澀；不及本位為短。此
肺脈之平也，亦曰毛。肺部不見毛而見洪大，此心
火刑之也，是謂賊邪；見弦急，此肝木侮之也，是
為微邪；見沉細，此腎水乘之也，是為實邪；見緩
大，此脾土救之也，是為虛邪。

秋，肺司令西方金也，萬物之所以收成也。其
氣來輕虛以浮，來急去散，故曰浮。反此者病：氣
來毛而中央堅兩旁虛，如循雞羽，此為太過，病在
外；氣來毛而微，此為不及，病在中。太過則令人
逆氣而背痛，慍慍然不舒；不及則令人喘，呼吸少

氣而咳，上氣見血，喘而咯血，肺中有聲。秋以胃氣為本，秋胃微毛曰平，毛多胃少曰病，但毛無胃曰死，毛而有弦曰春病，弦甚曰今病。

平肺脈來，厭厭聶聶，如循榆莢。病肺脈來，不上不下，如循雞羽；死肺脈來，如物之浮，如微風吹毛；真肺脈來，大而虛，如以毛羽中人膚，色赤白不澤，毛折乃死；肺至懸絕，十二日死。

（經曰：如風吹毛曰肺死。又曰：真肺脈至，如以毛羽中人膚。皆狀其散亂無緒。但毛而無胃氣，又曰：肺絕，三日死。又曰：丙日篤，丁日死，死於巳午時。

凡浮而澀短者，皆肺也。肺脈搏堅而長，當病唾血；軟而散，病灌汗，至今不復散發。）

‖ 心臟脈法 ‖

心脈浮大而散。心合血脈，脈循血脈而行。持心脈之法，下指如六菽重，略略按至血脈而得者為浮；略加力，脈道粗大為軟，闊為散，此心脈之平也，有力為洪，亦曰鉤。

心部不見鉤而見沉細，此腎水刑之也，是為賊邪；見毛澀，此肺金侮之也，是為微邪；見緩大，

此脾土乘之也，是為實邪；見弦急，此肝木救之也，是為虛邪。

夏，心司令南方火也，萬物之所以盛長也。其氣來盛去衰，故曰鈎，反此者病：氣來盛去亦盛，此為太過，病在外也；氣來不盛未反盛，此為不及，病在中。太過則令人身熱而膚痛，為浸淫；不及則令人煩心，上見咳唾，下為氣泄。夏以胃氣為本，夏胃微鈎曰平，鈎多胃少曰病，但鈎無胃曰死，鈎而有石曰冬病，石甚曰今病。

平心脈來，累累如連珠，如循琅玕。病心脈來，喘喘連屬，其中微曲；死心脈來，前曲後倨，如操帶鈎；真心脈來，至堅而持，如循薏苡子累累然，色赤黑不澤，毛折乃死。心至懸絕，九日死。

（經曰：脈來前曲後倨，如操帶鈎，曰心死。前曲者，謂輕取則堅強而不柔；後倨者，謂重取則牢實而不動，如持革帶之鈎，全失沖和之氣。但鈎無胃，故曰心死。又曰：如循薏苡子累累然，狀其短實堅強，真臟脈也。又曰：心絕一日死。又曰：壬日篤，癸日死，死於亥子時。

凡洪大而浮，皆鈎，皆心也。心脈搏堅而長，當病舌捲不能言；軟而散，消環而已；心脈急，病名心疝，少腹當有形也。）

‖ 脾臟脈法 ‖

　脾脈緩而大。脾合肌肉，脈循肌肉而行。持脈之法，下指如九菽重，略重按至肌肉，如微風輕颺柳梢為緩；次稍加力，脈道敦重為大。此脾脈之平也，亦曰軟而弱。脾脈不見軟弱，而見弦急，此肝木刑之也，是為賊邪；見沉細，此腎水侮之也，是為微邪；見毛澀，此肺金乘之也，是為實邪；見洪大，此心火救之也，是為虛邪。

　脾為孤臟，以灌四旁，盛於長夏。其脈來如水之流，此為太過，病在外；如鳥之喙，此為不及，病在中。太過則令人四肢不舉；不及則令人九竅不通，名曰重強。長夏以胃氣為本，胃而微軟弱曰平，弱多胃少曰病，但代無胃曰死，弱而有石曰冬病，弱甚今病。

　平脾脈來，和柔相離，如雞踐地；病脾脈來，實而盈數，如雞舉足；死脾脈來，銳堅如鳥之喙，如鳥之距，如屋之漏，如水之流，如杯之覆；真脾脈來，弱而乍疏乍數，色黃青不澤，毛折乃死。脾至懸絕，四日死。

　（舊訣曰：雀喙連來，四五喙歇歇而再至。如鳥之喙，狀其硬也。屋漏少刻一點落，良久一至，

有如屋漏狀。其不能相接，若水流去而不返。若杯覆止而不揚，皆脾絕也。經曰：脾絕四日死。又曰：甲日篤，乙日死，死於寅卯時。

凡軟緩，皆脾也。脾脈搏堅而長，色黃，病少氣；軟而散，色不澤，病足胻腫，若水狀也。胃脈搏堅而長，色赤，病折髀；軟而散，病食痹，實則脹，虛則泄。）

‖ 肝臟脈法 ‖

肝脈弦而長。肝合筋，脈循筋脈而行。持肝脈之法，下指如十二菽之重，重按至筋，而脈如切繩曰弦，迢迢端直而長，此肝脈之平也。肝部不見弦，而見短澀，此肺金刑之也，是為賊邪；見緩大，此脾土侮之也，是為微邪；見洪大，此心火乘之也，是為實邪；見沉細，此腎水救之也，是為虛邪。

春，肝司令東方木也，萬物之所以始生也。其氣來軟弱輕虛而滑，端直以長，故曰弦。反此者病：氣來實而強，此為太過，病在外；氣來不實而微，此為不及，病在中。太過則令人善怒，忽忽眩冒而巔疾；不及則令人胸痛引背，下則兩脅胠滿。春以胃氣為本，胃而微弦曰平，弦多胃少曰病，但

弦無胃曰死，弦而毛曰秋病，毛甚曰今病。

平肝脈來，軟弱迢迢，如揭長竿末梢；病肝脈來，盈實而滑，如循長竿；死肝脈來，勁急如新張弓弦；真肝脈至，中外急，如循刀刃責責然，如按琴瑟，色青白不澤，毛折乃死。肝至懸絕，十八日死。

（經曰：真肝脈至，急如循刀刃。又曰：脈來急益勁，如新張弓弦，曰肝死。又曰：肝絕，八日死。又曰：庚日篤，辛日死，死於申酉時。

凡弦皆肝也。肝脈搏堅而長，色不青，當病墜若搏，因血在脅下，令人喘逆；其軟而散，色澤，當病溢飲、溢飲者，渴暴多飲，而易入肌皮腸胃之外也。）

‖ 腎臟脈法 ‖

腎脈沉軟而滑。腎合骨，脈循骨而行。持腎脈之法，下指極重，按至骨而得曰沉，無力為軟，流利而滑，此腎脈之平也，亦曰石。腎脈不見石，而見緩大以長，此脾土刑之也，是為賊邪；見洪大，此心火侮之也，是為微邪；見弦長，此肝木乘之也，是為實邪；見短澀。此肺金救之也，是為虛邪。

冬，腎司令北方水也，萬物之所以合藏也。其

氣來沉以搏，故曰營。反此者病：其氣來如彈石者，此為太過，病在外；其去如數者，此為不及，病在中。太過則令人解㑊，脊脈痛，少氣，不欲言；不及則令人心懸，如病饑，䏚中清（䏚，腰中也。）脊中痛，少腹滿，小便變。冬以胃氣為本，胃而微石曰平，石多胃少曰病，但石無胃曰死，石而有鉤曰夏病，鉤甚曰今病。

平腎脈來，喘喘累累，如鉤按之而堅；病腎脈來，如引葛，按之益堅；死腎脈來，髮如奪索，辟辟如彈石；真腎脈來，搏而絕，如指彈石辟辟然。色黃黑不澤，毛折乃死。腎至懸絕，七日死。

（經曰：脈來奪素，辟辟如彈石，曰腎死。又曰：腎絕，四日死。又曰：戊日篤，己日死，死於辰戌丑未時。舊訣云：彈石硬來尋即散，搭指散亂如解索。是正謂此也。

凡沉滑，皆營、皆石，皆腎也。腎脈搏堅而長，色黃赤，病折腰；軟散，病少血，至今不復。）

‖ 四時五臟平脈 ‖

春令脈	夏令脈	四季脈	秋令脈	冬令脈
正月、二月	四月、五月	三、六、九、十二月	七月、八月	十月、十一月

	春令脈	夏令脈	四季脈	秋令脈	冬令脈
〔心〕弦而浮洪	洪大而散	緩而洪	浮而洪	沉而洪
〔肝〕弦而長	洪而弦大	緩而弦	浮而弦細	沉而弦
〔腎〕弦而沉滑	洪而沉滑	緩而沉濡	浮而滑	沉而滑
〔肺〕弦而微浮	洪而浮澀	緩而浮澀	浮而短澀	沉而澀
〔脾〕弦而緩	洪而遲緩	緩大而慢	浮而緩大	沉而緩

（按：五臟之脈，四時隨經所旺而不衰者，故各得其平脈也。反此者為病脈矣。）

‖ 五邪脈 ‖

本經自病者 為正邪	剋我者 為賊邪	生我者 為虛邪	我生者 為實邪	我剋者 為微邪
	從所不勝來	從後來	從前來	從所勝來
〔春〕弦	浮澀而短	沉細而滑	浮洪	緩大
〔夏〕浮洪而散	沉細	弦	緩大	浮澀而短
〔四季〕緩慢而大	弦	浮洪	浮澀而短	沉細而滑
〔秋〕浮澀而短	浮洪	緩慢而大	沉細而滑	弦
〔冬〕沉細而滑	緩大	浮澀而短	弦	浮洪

（假令心病，中風得之虛邪，傷暑得之正邪，飲食勞倦得之實邪，傷寒得之微邪，中濕得之賊邪。）

‖ 南政北政有不應之脈 ‖

不應者，脈來沉細不應於指，甚至極沉極細而

伏，幾於不可見也，第覆病者之手而診則見矣。凡值此不應之脈，乃歲運所至，命曰天和，非病脈也。醫不知此，若誤以病脈治之，反伐天和，以致夭亡，可不慎哉！

甲己二年為土運是南政。蓋土位居中，如君之面南而行令，三陰司天則寸不應，三陰在泉則尺不應。如少陰司天，則兩寸不應；（少陰為君，故兩寸不應也。）厥陰司天，則右寸不應；太陰司天，則左寸不應。少陰在泉，則兩尺不應；厥陰在泉，則右尺不應；太陰在泉，則左尺不應。

乙庚、丙辛、丁壬、戊癸八年，乃金、水、木、火之四運為北政。如臣之北面，而行三陰在上，則尺不應；三陰在下，則寸不應。如少陰司天，則兩尺不應；厥陰司天，則右尺不應；太陰司天，則左尺不應。少陰在泉，則兩寸不應；厥陰在泉，則右寸不應；太陰在泉，則左寸不應。

若寸當沉細，而反浮大；尺當浮大，而反沉細；尺當不應，而反浮大；寸當浮大，而反沉細者，是為尺寸反。經曰：尺寸反者，死。

如右當不應，而反浮大；左當浮大，而反沉細；左當不應，而反浮大；右當浮大，而反沉細者，是為左右交。經曰：左右交者，死。

‖ 六氣之脈應節候之診 ‖

厥陰之至其脈弦。（此言主氣也。大寒至驚蟄為厥陰風木主之，初氣也。其氣之至，脈來弦也。但子午之年，客氣之初氣乃太陽寒水，然太陽之至其脈大而長之類。為醫者，學宜活潑，不可拘執。若只言主氣，而不言客氣，恐臨診有所不應，後學無所適從也。丑未之年，客之初氣厥陰風木；寅申之年，客之初氣少陰君火；卯酉之年，客之初氣太陰濕土；辰戌之年，客之初氣少陽相火；巳亥之年，客之初氣陽明燥金也。）

少陰之至其脈鉤。（春分至立夏為少陰君火主之，二氣也。但子午之年，客之二氣厥陰風木，即丑未之初氣也；丑未之年，客之二氣少陰君火，即寅申之初氣。以此類推。）

少陽之至大而浮。（小滿至小暑為少陽相火主之，三氣也。如子午年，客之三氣，即寅申年客之初氣少陰也；丑未年，客之三氣，即卯酉年客之初氣太陰之類是也。）

太陰之至其脈沉。（大暑至白露為太陰濕土主之，四氣也。如子午年，客之四氣，即卯酉年客之

初氣太陰濕土；丑未年，客之四氣，即辰戌年客之
初氣少陽之類是也。）

陽明之至短而澀。（秋分至立冬為陽明燥金主
之，五氣也。如子午年，客之五氣，即辰戌年客之
初氣少陽相火；丑未年，客之五氣，即巳亥年客之
初氣陽明之類。）

太陽之至大而長。（小雪至小寒為太陽寒水，
主氣之六也。如子午年，客之六氣，即巳亥年客之
初氣陽明燥金；丑未年，客之六氣，即子午年客之
初氣太陽寒水之類。以此而推之也。）

（按：以上六氣之脈，各有其時，時至則氣
至，氣至則脈至，所謂天和也。經曰：毋伐天和。
若至而甚，則失中和之氣則病，如但弦無胃之類。
時至脈不應來，氣不足也，亦病；時未至而脈先
至，來氣太過也，亦病。如此之類，安可不知
也？）

‖ 司天在泉詩 ‖

子午少陰君火天，陽明燥金應在泉；
丑未太陰濕土上，太陽寒水雨連綿；
寅申少陽相火位，厥陰風木地中聯；

卯酉卻與子午倒，辰戌巳亥亦皆然。

（卯酉年，陽明司天，少陰在泉；辰戌年，太陽司天，太陰在泉；巳亥年，厥陰司天，少陽在泉；以此推之是也。）

‖ 六氣司天所主天時詩 ‖

風木司天主有風，少陰君火日融融；
相火當權多酷熱，太陰濕土雨濛濛；
燥金用事多清肅，寒水當時冷氣攻。

‖ 六氣司天所主民病詩 ‖

風木司天多掉眩，少陰瘡瘍熱相煎；
相火流行瘟疫盛，太陰濕土胃家愆；
燥金用事多皮揭，寒水當權筋骨攣。

‖ 主運詩 ‖

大寒木運始行初，清明前三火運居；
芒種後三土運是，立秋後六金運推；
立冬後九水運伏，週而復始萬年如。

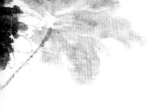

‖ 客運詩 ‖

甲巳化土南政君，丙辛水運乙庚金；
丁壬化木戊癸火，此為北政居於臣。

‖ 主氣詩 ‖

人寒厥陰氣之初，春分君火二之隅；
小滿少陽為三氣，大暑太陰四相呼；
秋分陽明五是位，小寒太陽六之餘；

‖ 客氣詩 ‖

子午太陽寒水始，丑未厥陰風木通；
寅申少陰君火初，卯酉太陰濕土是；
辰戌少陽相火光，巳亥陽明燥金主。

（此訣乃輪流數去之法。假如子午年，初氣太陽，二氣厥陰，三氣少陰，四氣太陰，五氣少陽，六氣陽明。又如丑未年，初氣便是厥陰，二氣少陰，三氣太陰之類，餘仿此。）

卷 四

∷∷∷∷∷∷∷∷∷∷∷∷∷∷∷∷∷∷∷∷∷∷∷∷∷∷∷∷∷

‖ 十二經絡 ‖

（古云：不熟十二經絡，開口動手便錯。如審病在某經。必用某經之藥以治之。庶乎！藥病相當，成功可必。而不然者，病源莫辨，部分差訛，捨此有辜，伐彼無過，其不貽致邪失正之禍者，幾稀矣！此醫家必讀之書，慎勿忽之。）

● 手太陰肺

肺手太陰之脈，起於中焦，（手之三陰，從臟走手，故手太陰肺脈起于中焦，當胃之中脘也。十二經者，營也。故曰營行脈中。首言肺者，肺朝百脈也。循序相傳，盡於肝經，終而復始，又傳於肺，是為一周。）下絡大腸，（肺與大腸為表裏，

故絡大腸。凡十二經相通，各有表裏，在本經者曰屬，他經者曰絡。）還循胃口，（還，復也。循，繞也。下絡大腸，還上循胃口。）上膈屬肺，（身中膈膜居心肺之下，前齊鳩尾，後齊十一椎，周圍相著，以隔濁氣，不使薰於肺也。）從肺系橫出腋下，（肺系，喉嚨也。腋下者，膊下脅上也。）下循臑內，（臑者，膊之內側，上至腋，下至肘也。）行少陰心主之前，（少陰者，心也。心主者，包絡也。手之三陰，太陰在前，厥陰在中，少陰在後。）下肘中。循臂內，（膊與臂之交曰肘。內者，內側也。）上骨下廉，入寸口，（骨，掌後高骨也。下廉，骨下側也。寸口，即動脈也。）上魚，循魚際，（手腕之上，大指之下，肉隆如魚，故曰魚。寸口之上，魚之下曰魚際穴。）出大指之端。端，指尖也。

手太陰肺經止於此。其支者，從腕後直出次指內廉，出其端。（支者，如木之支也，正經之外，復有旁分之絡。此本經別絡，從腕後直出次指之端，交商陽穴，而接手陽明經也。）是動則病，肺脹滿膨膨而喘咳，（動者，變也，變常而病也。肺脈起中焦，循胃上膈屬肺，故病如此。）缺盆中痛，甚則交兩手而瞀，此謂臂厥。（缺盆近肺，肺

病則痛。瞀，麻木也。肺脈出腋下，行肘臂，故臂厥）是主肺所生病者，咳，上氣喘渴，心煩胸滿，臑臂內前廉痛厥，掌中熱。（喘者，氣上而聲粗，息急也。渴者，金令燥也。太陰之別，直入掌中，故為痛厥掌熱。）氣盛有餘則肩背痛，風寒汗出中風，小便數而欠。（肺之筋結於肩背，故氣盛則痛。肺主皮毛，風寒在表，故汗出，中風。母病傳子，故腎病而小便數且欠也）氣虛則肩背痛寒，少氣不足以息，溺色變。（肩背處，上焦為陽分。氣虛則陽病，故為痛為寒為少氣；金衰則水涸，故溺色變為黃赤。）

● 手陽明大腸

大腸手陽明之脈，起於大指次指之端，（次指，食指也。手之三陽，從手至頭。）循指上廉，出合谷兩骨之間，（上廉，上側也。凡諸經脈，陽行於外，陰行於內。後諸經皆同。合谷，穴名。兩骨，即大指、次指後歧骨也，俗名虎口。）上入兩筋之中，（腕中上側兩筋陷中，陽谿穴也。）循臂上廉，入肘外廉，上臑外前廉，上肩，出髃骨之前廉，（肩端骨罅，為髃骨。）上出於柱骨之會上，（背之上頸之根為天柱骨，六陽皆會於督脈之

大椎，是為會上。）下入缺盆，絡肺，下膈，屬大腸。（自大椎而前入缺盆，絡肺，下膈，當臍旁屬於大腸。）其支者，從缺盆上頸貫頰，入下齒中，（耳下曲處為頰。）還出挾口，交人中，左之右，右之左，上挾鼻孔。（人中，即督脈之水溝穴。由人中而左右互交，上挾鼻孔。手陽明經止於此，自山根交承泣而接足陽明經也。）是動則病，齒痛頸腫，（陽明支脈從缺盆上頸貫頰，入下齒中。）是主津液所生病者，（大腸或泄或閉，皆津液病也。）目黃，口乾，鼽衄，喉痹，肩前臑痛，大指次指痛不用。（皆本經之脈所過，故如此。）氣有餘則當脈所過者熱腫，虛則寒慄不復。（不復，不易溫也。）

胃足陽明之脈，起於鼻，交頞中（頞，鼻莖也，又名山根。足之三陽從頭走足。），旁納太陽之脈，（納，入也。足太陽起於目銳眥，與頞交近。）下循鼻外，入上齒中，還出挾口，環唇，下交承漿，（環，繞也。承漿，任脈穴。）卻循頤後下廉，出大迎，（腮下為頷，頷中為頤。）循頰車，上耳前，過客主人，循髮際，至額顱。（頰車，在耳下，本經穴也。客主人，在耳前，足少陽經穴也。髮之前際為額顱。）其支者，從大迎前下

人迎，循喉嚨，入缺盆，下膈，屬胃絡脾。（絡脾者，胃與脾為表裏也。）其直者，從缺盆下乳內廉，下挾臍入氣街中。（氣街，即氣衝也，在毛際兩旁，鼠蹊上一寸。）其支者，起於胃口，下循腹裏，下至氣街中而合，（胃口者，胃之下口，即幽門也。支者與直者會合於氣街。）以下髀關，抵伏兔，下膝髕中，下循脛外廉，下足跗，入中趾內間。（抵，至也。髀關、伏兔皆膝上穴也。膝蓋曰髕，箭骨曰脛，足面曰跗。由跗而入足之中指內間，足陽明經止於此。）其支者，下廉三寸而別，下入中趾外間。其支者，別跗上入大趾間，出其端（陽明別絡入中趾外間。又其支者，別行入大趾間，斜出足厥陰行間之次，循大趾出其端而接足太陰經也。）是動則病，灑灑振寒，善呻數欠，顏黑，（振寒者，肝風勝也。呻者，胃之鬱也。欠與顏黑，腎象也。土虛水侮，故腎之象見也。）病至則惡人與火，聞木者則惕然而驚，心欲動，獨閉戶塞牖而處，甚則欲上高而歌，棄衣而走，（陽明熱甚，則惡人與火；驚聞木音者，土畏木也；欲閉戶者，火動則畏光明也；上高而歌者，火性上越，且陽盛則四肢實也；棄衣而走者，中外皆熱也。）賁響腹脹，是為骭厥。（賁響者，腹如雷鳴也。骭，

足脛也。陽明之脈，自膝下脛，故脛骭厥逆。）

是主血所生病者，（陽明為受穀而多血之經。）狂瘧，溫淫，汗出，鼽衄，口喎，唇胗，頸腫，喉痹，（熱甚則狂，風甚則瘧且汗出，衄血、口喎、唇瘡等症皆本經經脈之所過也。）大腹水腫，（土病不能抑水。）膝髕腫痛，循膺乳、氣街、股、伏兔、骭外廉，足跗上皆痛，中趾不用。（陽明脈從缺盆下乳，挾臍腹前陰，由股下足，以入中趾，故病狀如上。）氣盛則身以前皆熱，其有餘於胃則消穀善饑，溺色黃，（此陽明實熱，在經在臟之辨也。）氣不足則身以前寒慄，胃中寒則脹滿。（此陽明虛寒，在經在臟之辨也。）

● 足太陰脾

脾足太陰之脈，起於大趾之端，（足之三陰從足走腹，故足太陰脈發於此。）循趾內側白肉際，過核骨後，上內踝前廉，（核骨在足大趾本節後內側圓骨也。滑氏誤作孤拐骨。）上腨內，循脛骨後，交出厥陰之前，（足肚曰腨。交出厥陰之前，即地機、陰陵泉也。）上膝股內前廉，（股，大腿也。前廉者，上側也，當血海、箕門之次。）入腹，屬脾絡胃，（脾胃為表裏，故屬脾絡胃。）上

膈，挾咽，連舌本，散舌下。其支者，復從胃別上膈，注心中。（足太陰外行者，由腹上府舍、腹結等穴，散於胸中而止於大包。其內行而支者，自胃脘上膈，注心而接手少陰經也。）

是動則病舌本強，食則嘔，（脈連舌本故強，脾虛不運故嘔。）胃脘痛，腹脹善噫，（脾脈入腹絡胃，故為痛為脹。陰盛而上走陽明，故氣滯為噫。）得後與氣則快然如衰，（後，大便也；氣，轉矢氣也。氣通故快。）身體皆重。（脾主肌肉，脾主濕，濕傷則體重。）

是主脾所生病者，舌本痛，體不能動搖，食不下，煩心，心下急痛，溏、瘕泄，水閉，黃疸，不能臥，強立股膝內腫厥，足大趾不用。（支者上膈注心，故為煩心與痛。溏者，水泄也，脾寒；瘕者，痢疾，脾滯；水閉者，土病不能治水也。水閉則濕熱壅而為疸，為不臥。脾脈起於足蹠，以上膝股，腫與厥之所由生也。）

●手少陰心

心手少陰之脈，起於心中，出屬心系，（心當五椎之下，其系有五：上系連肺，肺下系心，心下三系連脾、肝、腎，故心通五臟而為之主也。）下

膈絡小腸，（心與小腸為表裏，故下膈當臍上二寸下脘之分，絡小腸也。）其支者，從心系上挾咽繫目系；其直者，復從心系，卻上肺，下出腋下，（出腋下上行極泉穴，手少陰經行於外者始此。）下循臑內後廉，行太陰心主之後，（臑內後廉，青靈穴也。手之三陰，少陰居太陰、厥陰之後。）下肘內，循臂內後廉，抵掌後銳骨之端，（手腕下髁為銳骨，神門穴也。）入掌內後廉，循小指之內，出其端。（手少陰經止於此，乃交小指外側，而接手太陰經也。滑氏曰：心為君主，尊於他臟故其交經授受不假支別云。）是動則病，嗌乾，心痛，渴而欲飲，是為臂厥。（支者，從心系上咽，故嗌乾、心痛。火炎，故渴。脈循臂內，故為臂厥。）是主心所生病者，目黃，脅痛，臑臂內後廉痛厥，掌中熱痛。（脈繫目系，故目黃；出腋下，故脅痛；循臂入掌，故有熱痛等症。）

● 手太陽小腸

小腸手太陽之脈，起於小指之端，循外側上腕，出髁中，（前谷、後谿、腕骨等穴。）直上循臂骨下廉，出肘內側兩筋之間，（循臂下廉陽谷等穴，出肘內側兩骨尖陷中小海穴也。）上循臑外後

廉，（行手陽明、少陽之外。）出肩解，繞肩胛，交肩上，（肩後骨縫曰肩解。肩胛者，臑腧、天宗等處。肩上者，秉風、曲垣等穴左右，交於兩肩之上，會於督脈之大椎。）入缺盆，絡心，（心與小腸為表裏。）循咽下膈，抵胃屬小腸。（循咽，下膈，抵胃，當臍上二寸屬小腸。此本經之行於內者。）其支者，從缺盆循頸上頰，至目銳眥，卻入耳中。（其支行於外者，出缺盆循頸中之天窗，上頰後之天容，由顴髎以入耳中聽宮穴也。手太陽經止於此。）其支者，別循頰上䪼抵鼻，至目銳眥，斜絡於顴。（目下為䪼，目內角為銳眥，顴即顴髎穴。手太陽經自此交目銳眥而接足太陽經也。）是動則病嗌痛頷腫，不可以顧，肩似拔，臑似折。（經脈循咽下膈，支者循頸上頰，循臑繞肩，故為病如上。）是主液所生病者，（小腸分水穀，故主液。）耳聾，目黃，頰腫，頸、頷、肩、臑、肘臂外後廉痛。（皆經脈所及也。）

●足太陽膀胱

膀胱足太陽之脈，起於目銳眥，上額交巔。（由攢竹行上額，歷曲差、五處等穴，自絡卻穴左右斜行而交於巔頂之百會。）其支者，從巔至耳上

角，（支者，由百會旁行至耳上角，過足少陽之曲鬢、率谷、天衝、浮白、竅陰、完骨，故此六穴者皆太陽少陽之會。）其直者，從巔入絡腦，（自百會、通天、絡郄、玉枕入絡於腦。）還出別下項，循肩髆內，挾脊抵腰中，（腦後復出別下項，由天柱而下，會督脈之大椎、陶道，卻循肩髆內，作四行而下，挾脊抵腰。）入循膂，絡腎，屬膀胱。（腎與膀胱為表裏也。挾脊兩旁之肉曰膂。）

其支者，從髆中下挾脊，貫臀入膕中。（尻旁大肉曰臀，膝後曲處曰膕。）其支者，從髆內左右別下，貫胛挾脊內，（此支言肩髆內，大杼下外兩行也。左右貫胛，去脊各三寸，別行歷附分、魄戶、膏肓等穴，挾脊下過髀樞。）過髀樞，循髀外，從後廉下合膕中，（會於足少陽之環跳，循髀外後廉，去承扶一寸五分之間下行，復與前之入膕中者相會合。）以下貫腨內，出外踝之後，循京骨，至小趾外側。（小趾本節後大骨曰京骨。足太陽經穴止此，乃交於小趾之下而接足少陰經也。）是動則病衝頭痛，（本經脈上額入腦，故邪氣衝而頭痛。）目似脫，項如拔，脊痛，腰似折，髀不可以曲，膕如結，腨如裂，是為踝厥。（皆經脈所及之病也。）

是主筋所生病者，（周身之筋，唯足太陽至多至大，故凡筋症，皆足太陽水虧也。）痔、瘧、狂、癲疾，（脈入肛，故為痔；經屬表，故為瘧；邪入於陽，故為狂癲。）頭囟項痛，目黃淚出，鼽衄，項、背、腰、尻、膕、腨、腳皆痛，小趾不用。（皆本經所過之症。）

● 足少陰腎

腎足少陰之脈，起於小趾之下，邪走足心，出於然谷之下，循內踝之後，別入跟中，（然谷在內踝前、大骨下。內踝之後，別入跟中，即太谿、大鐘等穴。）以上腨內，出膕內廉，上股內後廉，貫脊，屬腎，絡膀胱。（上股內後廉，結於督脈之長強，以貫脊而後屬於腎，前當關元、中極而絡於膀胱相為表裏也。）

其直者，從腎上貫肝膈，入肺中，循喉嚨，挾舌本。（其直行者，從肓俞屬腎處，上行循商曲、石關、陰都、通谷諸穴，貫肝，上循幽門，上膈，歷於步廊，入肺中，循神封、靈墟、神藏、或中、俞府而上循喉嚨併人迎，挾舌本而終。）

其支者，從肺出，絡心，注胸中。（支者，自神藏之際從肺絡心至胸，以上俞府諸穴。足少陰經

止於此而接手厥陰經也。）是動則病饑不欲食，（水中有火為脾之母，其火不生土則脾虛，雖饑不能食矣。）面如漆柴，咳唾則有血，喝喝而喘，（腎之本色見者，精衰故也。吐血與喘，水虛而火刑金也。）坐而欲起，目䀮䀮如無所見，（坐而欲起，陰虛則不能靜也；腎虛則瞳神昏眩，故無所見也。）心如懸，若饑狀，（相火不寧，君主亦不自安也；如懸若饑，心腎不交也。）氣不足則善恐，心惕惕如人將捕之，是為骨厥。（腎志恐，故如捕也；腎主骨，故為骨厥。）是主腎所生病者，口熱舌乾，咽腫，上氣嗌乾及痛，煩心心痛，（經脈之病也。）黃疸，腸澼，（黃疸、腸澼，咎由濕熱，水虛者多有之。）脊、股內後廉痛，痿厥，嗜臥，足下熱而痛。（皆經脈所及之。病精竭者，神疲，故嗜臥；身半以下，腎所主也，故足痛。）

● 手厥陰心包絡

心主手厥陰心包絡之脈，起於胸中，（心主者，心之所主也。包絡為心之府故名。）出屬心包絡，下膈，歷絡三焦。（包絡為心君之外衛，三焦為臟腑之外衛，故為表裏而相絡，諸經皆無歷字，獨此有之，達上中下也。）

其支者，循胸出脅，下腋三寸，（腋下三寸天池，手厥陰經穴始此。）上抵腋下，循臑內，行太陰少陰之間，（上抵腋下之天泉，循臑內，行太陰少陰之間，以手之三陰，厥陰在中也。）入肘中，下臂，行兩筋之間，（入肘中曲澤也。下臂行兩筋之間，郄門、間使、內關、大陵也）入掌中，循中指，出其端。（掌中，勞宮也。中指端，中衝也。手厥陰經止於此。）其支者，別掌中，循小指次指，出其端。（次指者，無名指也。支者，自勞宮別行無名指端而接手少陽經也。）

是動則病手心熱，臂肘攣急，腋腫，甚則胸脅支滿，心中憺憺大動，（皆經脈之所及。）面赤目黃，喜笑不休。（心之華在面，在聲為笑，故見症如上。）是主脈所生病者，（心主血脈。）煩心，心痛，掌中熱。（經脈病也。）

三焦手少陽之脈，起於小指次指之端，上出兩指之間，（即小指次指之間，液門、中渚穴。）循手表腕，出臂外兩骨之間，（手表腕，陽池也。臂外兩骨間，外關、支溝等穴。）上貫肘，循臑外，上肩而出足少陽之後，（上貫肘之天井，循臑外歷清冷淵、消濼、臑會，上肩髎，自天髎而交出足少陽之後也。）入缺盆，布膻中，散絡心包，下膈，

循屬三焦。（內行者，入缺盆，復由足陽明之外，下布膻中，散絡心包，相為表裏，自上焦下膈循中焦，以約下焦）。其支者，從膻中上出缺盆，上項繫耳後，直上出耳上角，以屈下頰至䪼。（其支行於外者，自膻中上缺盆，會於督脈之大椎，循天牖，繫耳後之翳風、瘈脈、顱息，出耳上角，過足少陽之懸厘、頷厭，下行耳頰至䪼。）

其支者，從耳入耳中，出走耳前，過客主人前交頰，至目銳眥。（此支從耳後翳風入耳中，過手太陽之聽宮，出走耳前，過足少陽之客主人交頰，上絲竹空至目銳眥，會於瞳子髎。手少陽經止於此而接足少陽之經也。）是動則病耳聾渾渾焞焞，嗌腫，喉痹。（經脈所過之病。）是主氣所生病者，（三焦為水府，水氣必由於氣。）汗出，目銳眥痛，頰痛，耳後、肩、臑、肘、臂外皆痛，小指次指不用。（三焦出氣以溫肌肉，充皮膚，故為汗出。諸病皆經脈所過也。）

● 足少陽膽

膽足少陽之脈，起於目銳眥，上抵頭角，下耳後，（由聽會、客主人抵頭角，下耳後行天衝、浮白、竅陰、完骨。）循頸行手少陽之前，至肩上，

卻交出手少陽之後，入缺盆。（循頸過手少陽之天牖，行少陽之前，下至肩上，循肩井復交出手少陽之後，過督脈之大椎而入於足陽明缺盆之外。）

其支者，從耳後入耳中，出走耳前，至目銳眥後。（從耳後顳顬過手少陽之翳風，過手太陽之聽宮，出走耳前，復自聽會至目銳眥。）

其支者，別銳眥，下大迎，合於手少陽，抵於䪼，（支者，別自目外眥，下足陽明大迎，由手少陽之絲竹空、和髎而抵於䪼。）下加頰車，下頸合缺盆，（自頰車下頸，循本經之前與前之入缺盆者會合。）以下胸中，貫膈，絡肝屬膽，循脅裏，出氣街，繞毛際，橫入髀厭中。（下胸，當手厥陰天池之分；貫膈，足厥陰期門之分；絡肝木經日月之分；屬膽而相為表裏。乃循脅裏，由足厥陰章門下行，出足陽明氣街，繞毛際合於足厥陰，以橫入髀厭中環跳穴。）其直者，從缺盆下腋，循胸，過季脅，下合髀厭中，（直而行於外者，從缺盆下行，復與前之入髀厭者會合。）以下循髀陽，出膝外廉，下外輔骨之前，（髀陽，髀之外側也。輔骨，膝兩旁高骨也。由髀陽歷中瀆、陽關，出膝外廉，下外輔骨之前，自陽陵泉以下陽交等穴。）直下抵絕骨之端，下出外踝之前，循足跗上，入小趾次趾

之間。（外踝上骨際曰絕骨，陽輔穴也。下循懸鐘，循足面入小趾次趾之間，至竅陰穴。足少陽經止於此。）其支者，別跗上入大趾之間，循大趾歧骨內，出其端，還貫爪甲，出三毛。（足大趾次趾本節後骨縫為歧骨，大趾爪甲後二節間為三毛。自此接足厥陰經。）

是動則病口苦，善太息，（膽病液溢，故口苦，膽鬱則太息。）心脅痛不能轉側，（別脈貫心循脅。）甚則面微有塵，體無膏澤，（別脈散於面，膽受金殘則燥證見矣。）足外反熱，是為陽厥。（本經脈出外踝之前，故足外反熱，熱上逆名陽厥。）是主骨所生病者，（膽而主骨病者，乙癸同元也。）頭痛，頷痛，目銳眥痛，缺盆中腫痛，腋下腫，馬刀俠癭，（馬刀，瘰癧也；俠癭，俠頸之瘤也。）汗出，振寒瘧，（少陽居三陽之中，半表半裏，故陽勝則汗出，風勝則振寒而為瘧也。）胸、脅肋、髀、膝外至脛、絕骨、外踝前及諸節皆痛，小趾次趾不用。（皆經脈所過之病。）

● 足厥陰肝

肝足厥陰之脈，起於大趾叢毛之際，（叢毛，即三毛也。）上循足跗上廉，去內踝一寸，（足面

上行間、太衝也。內踝一寸，中封也。）上踝八寸，交出太陰之後，上膕內廉，（上踝過足太陰之三陰交，歷蠡溝、中都，交出太陰之後，上膕內廉，至膝關、曲泉也。）循股陰，入毛中，過陰器，（股陰，內側也。循股內之陰包、五里、陰廉，上會於足太陰之衝門、府舍，入陰毛中，急脈左右相交，環繞陰器，而會於任脈之曲骨。）抵小腹，挾胃，屬肝，絡膽，（入小腹會於任脈之中極、關元，循章門至期門，挾胃屬肝，下足少陽日月之所絡膽，肝膽為表裏。）上貫膈，布脅肋，（貫膈行足太陰食竇之外，大包之裏；布脅肋，上足少陽淵腋、手太陰雲門，足厥陰經穴止此。）循喉嚨之後，上入頏顙，連目系，上出額，與督脈會於巔。（頏顙，咽顙也。目內深處為目系。其內行而上者，循喉嚨後，入頏顙，行足陽明大迎、地倉、四白之外，內連目系，上出足少陽陽白之外，臨泣之裏，與督脈會於巔之百會穴。）

其支者，從目系下頰裏，環唇內。（從目系下行任脈之外，本經之裏，下頰環唇。）其支者，復從肝別貫膈，上注肺。（從前期門屬肝之所，行足太陰食竇之外，本經之裏，別貫膈，上注肺。下行挾中脘之分，復接手太陰肺經，十二經脈一周已

盡也。）是動則病腰痛不可以俯仰，（支別者與太陰、少陽之脈同結腰、踝，故腰痛。）丈夫㿉疝，婦人少腹痛，（脈繞陰器，故控睪而痛為疝症。婦人少腹腫，亦疝也。）甚則嗌乾，面塵脫色。（脈循喉上額，支者從目系下頰，故其病如此。）

是肝所生病者，胸滿，嘔逆，飧泄，狐疝，遺溺，閉癃。（上行者挾胃貫膈，下行者過陰器，故為是諸病。）

‖ 奇經經絡 ‖

任脈者，起於中極之下，以上毛際，循腹裏，上關元，至咽喉，上頤，循面入目。（以下任、督、衝、蹻皆奇經也，無表裏配合，故謂之奇。中極，任脈穴也，在曲骨上一寸。中極之下為胞宮，任、督、衝三脈皆起於胞宮，而出於會陰，任由會陰而行腹，督由會陰而行背，衝由會陰出並少陰而散胸中。）

衝脈者，起於氣街，並少陰之經挾臍上行，至胸中而散。（起者，外脈所起，非發源也。氣街，即氣衝，在毛際兩旁。起於氣街，並足少陰之經會於橫骨、大赫等十一穴，挾臍上行至胸中而散。

此衝脈之前行者也。然少陰之脈上股內後廉，貫脊屬腎，衝脈亦入脊內，伏衝之脈，然則衝脈之後行者，當亦並少陰無疑也。）

任脈為病，男子內結七疝，女子帶下瘕聚。（任脈自前陰上毛際，行腹裏，故男女之為病若此也。）

衝脈為病，逆氣裏急。（衝脈挾臍上行，至胸。氣不順則逆，血不和則急也。）

督脈為病，脊強反折。（督脈貫脊，故病如此）。督脈起於少腹以下骨中央，女子入系廷孔，（少腹乃胞宮之所，居骨中央者，橫骨下近外之中央也。廷，正也，直也。廷孔，溺孔也。）其孔溺孔之端也。（女人溺孔在前陰中，橫骨之下，孔之上際謂之端，乃督脈外起之所。雖言女子，然男子溺孔，亦在橫骨下中央，第為宗筋所函，故不見耳。）

其絡循陰器，合篡間，繞篡後，（篡者，交篡之義，即前後二陰之間。）別繞臀，至少陰與巨陽中絡者合，少陰上股內後廉，貫脊屬腎；（足少陰之脈上股內後廉，足太陽之脈外行者過髀樞，中行者挾脊貫臀，故此督脈之別繞臀至少陰之分，與巨陽中絡者合，少陰之脈並行而貫脊屬腎也。）與

太陽起於目銳眥，上額交巔，上入絡腦，還出別下項，循肩髆內，挾脊抵腰中，入循膂絡腎。（此亦督脈之別絡，並足太陽經上頭下項，挾脊抵腰，復絡於腎。其直行者自尻上脊下頭，由鼻而至人中也。）其男子循莖下至篡，與女子等。

其少腹直上者，貫臍中央，上貫心入喉，上頤，環唇，上繫兩目之下中央。（此自少腹直上者，皆任脈之道，而此列為督脈。啟玄子引《古經》云：任脈循背謂之督脈，自少腹直上者，謂之任脈，亦謂之督脈。）此生病從少腹上衝心而痛，不得前後為衝疝。（此督脈自臍上貫心，故為病如此，名為衝疝，實兼衝任而為病也。）其女子不孕，癃、痔、遺溺、嗌乾。（女子諸症雖由督脈所生，實亦任、衝之病。王氏曰：任脈者，女子得之以任養也；衝脈者，以其氣上衝也；督脈者，督領諸脈之海也。三脈皆由陰中而上，故其病如此。）

督脈生病治督脈，治在骨上，甚者在臍下營。（骨上，謂曲骨上毛際中；臍下營，謂臍下一寸，陰交穴也，皆任脈之穴而治督脈之病。正以脈雖有三，論治但言督脈，而不云任衝，所用之穴亦以任為督，可見三脈同體，督即任衝之綱領，任衝即督之別名耳）。

蹻脈者，少陰之別，起於然谷之後，（蹻脈有二，曰陰蹻，曰陽蹻。少陰之別，腎經之別絡也。然谷之後，照海也。此但言陰蹻，未及陽蹻，唯《繆刺論》曰：邪客於足陽蹻之脈，刺外踝之下半寸所。蓋陽蹻為太陽之別，故《難經》曰：陽蹻脈起於跟中，循外踝上行，入風池。陰蹻脈亦起於跟中，循內踝上行，至咽喉，交貫衝脈，故陰蹻為足少陰之別，起於照海；陽蹻為足太陽之別，起於申脈。庶得其詳也。）

上內踝之上，直上循陰股入陰，上循胸裏，入缺盆，上出人迎之前，入頄屬目銳眥，合於太陽、陽蹻而上行。氣並相還則為濡目，氣不榮則目不合。（自內踝直上和陰循胸，皆並足少陰上行也。然足少陰之直者，循喉嚨而挾舌本，此則入缺盆，上出人迎之前，入頄屬目銳眥，以合於足太陽之陽蹻。是蹻脈有陰陽之異也。陰蹻、陽蹻之氣並行迴還而濡潤於目，若蹻氣不榮則目不能合，陽盛則目張，陰盛則目瞑。目之瞑與不瞑，皆蹻脈為之主也。）

（按：陰維脈起於諸陰之交，其脈發於足少陰築賓穴，為陰維之郄，在內踝上五寸腨肉分中，上循股內廉，上行入少腹，會足太陰、厥陰、少陰、

陽明於府舍，上會足太陰於大橫、腹哀，循脅肋會足厥陰於期門，上胸膈，挾咽，與任脈會於天突、廉泉，上至頂前而終。）

陽維脈起於諸陽之會，其脈發於足太陽金門穴，在足外踝下一寸五分；上外踝七寸，會足少陽於陽交，為陽維之郄，循膝外廉上髀厭，抵小腹側會足少陽於居髎，循脅肋斜上肘上，會手陽明、足太陽於臂臑，過肩前與少陽會於臑會、天髎，卻會手足少陽、足陽明於肩井，入肩後會手太陽、陽蹻於臑俞，上循耳後，會手足少陽於風池，上腦空、承靈、正營、目窗、臨泣，下額與手足少陽、陽明五脈會於陽白，循頭入耳，上至本神而止。

帶脈起於季脅足厥陰之章門穴，同足少陽循。帶脈圍身一周如束帶然，又與足太陽會於五樞、維道。

二蹻為病苦癲癇，寒熱，皮膚淫痹，少腹痛，裏急，腰及髖窌下相連陰中痛，男子陰疝，女人漏下。

二維為病，陰陽不能相維，則悵然失志，溶溶不能自收持。陽維為病苦寒熱，陰維為病苦心痛；陽維主表，陰維主裏。

帶脈為病，腹滿，腰溶溶坐水中，婦人小腹痛，裏急後重瘈瘲，月事不調，赤白帶下。

‖ 仰人骨度部位圖 ‖

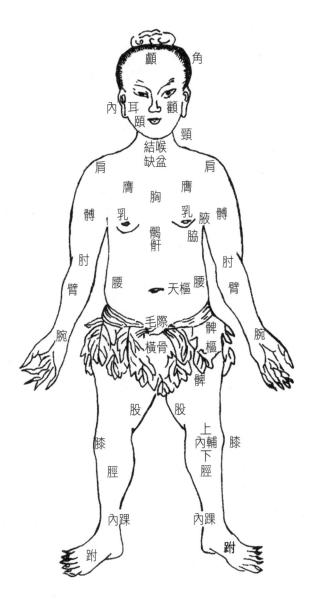

‖ 伏人骨度部位圖 ‖

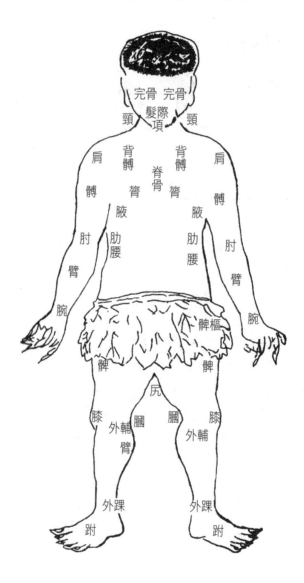

‖ 仰人全圖 ‖

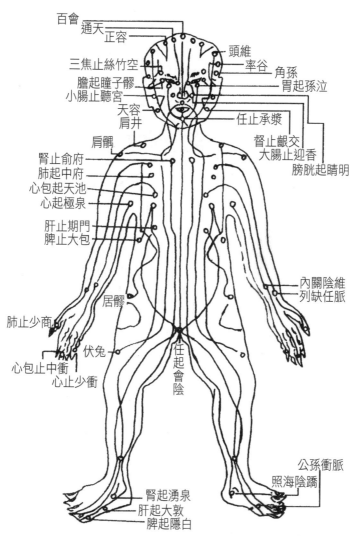

百會
通天
正容
三焦止絲竹空
膽起瞳子髎
小腸止聽宮
天容
肩井
肩髃
腎止俞府
肺起中府
心包起天池
心起極泉
肝止期門
脾止大包

頭維
率谷
角孫
胃起孫泣
任止承漿
督止齦交
大腸止迎香
膀胱起睛明

內關陰維
列缺任脈

居髎

肺止少商
伏兔
心包止中衝
心止少衝

任起會陰

公孫衝脈
照海陰蹻

腎起湧泉
肝起大敦
脾起隱白

‖ 伏人全圖 ‖

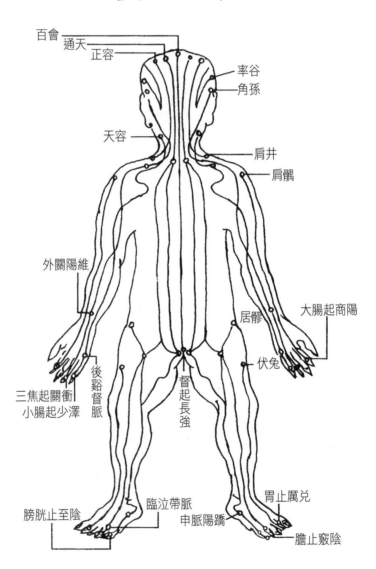

百會
通天
正容
率谷
角孫
天容
肩井
肩髃
外關陽維
居髎
大腸起商陽
伏兔
三焦起關衝
小腸起少澤
後谿督脈
督起長強
膀胱止至陰
臨泣帶脈
申脈陽蹻
胃止厲兌
膽止竅陰

‖ 十二經絡圖 ‖

手太陰肺經（左右共二十二穴）

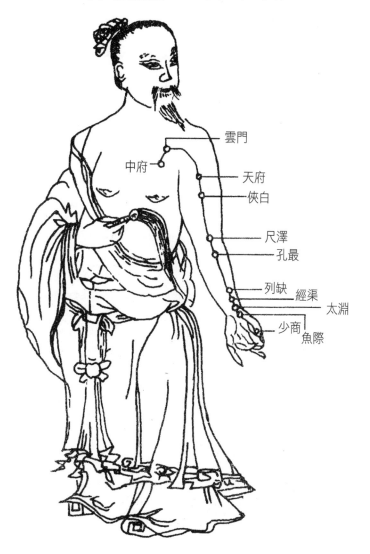

雲門

中府

天府

俠白

尺澤

孔最

列缺　經渠

太淵

少商

魚際

● 肺

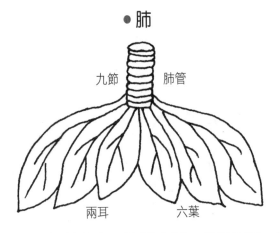

九節　　　肺管

兩耳　　　六葉

　　肺者，相傳之官，治節出焉。其形四垂，附著
於脊之第三椎中，有二十四空，行列分佈，以行諸
臟之氣，為臟之長，為心之蓋。是經常多氣少血，
其合皮也，其榮毛也，開竅於鼻。《難經》曰：肺
重三斤三兩，六葉兩耳，凡八葉，主藏魄。華元化
曰：肺者，生氣之原，乃五臟之華蓋。肺葉白瑩謂
為華蓋，以覆諸臟，虛如蜂窠，下無透竅，吸之則
滿，呼之則虛，一呼一吸，消息自然，司清濁之運
化，為人身之橐籥。

　　肺者，市也。百脈朝會之處所也。凡飲食入
胃，不敢自專，地道卑而上行，上朝於肺，肺乃
天道，下濟而光明。水津四布，五經並行，下輸膀
胱，小便自利。豈以肺如都市？聚他處之物而仍散
之他處，故字從肉從市。

● 手陽明大腸經（左右共四十穴）

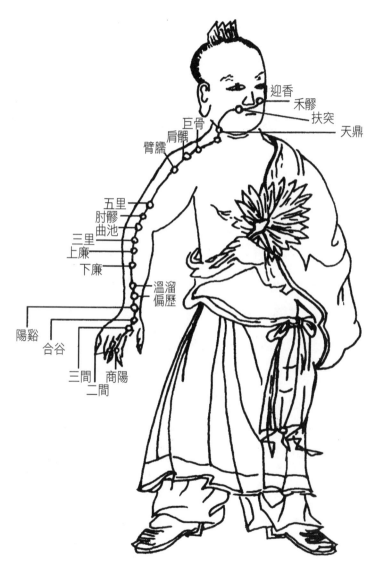

迎香
禾髎
扶突
天鼎
巨骨
肩髃
臂臑
五里
肘髎
曲池
三里
上廉
下廉
溫溜
偏歷
陽谿
合谷
三間
二間
商陽

卷
四

101

● 大腸

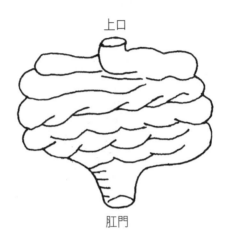

上口

肛門

　大腸者，傳道之官，變化出焉。迴腸當臍，左
回十六曲，大四寸，徑一寸寸之少半，長二丈一
尺，受穀一斗，水七升半。廣腸傳脊，以受迴腸，
乃出滓穢之路，大八寸，徑二寸寸之大半，長二尺
八寸，受穀九升三合八分合之一。是經多氣多血。
《難經》曰：大腸重二斤十二兩，肛門重十二兩。

　按：迴腸者，以其回疊也；廣腸者，即迴腸之
更大者；直腸者，又廣腸之末節也，下連肛門，是
為穀道。後陰，一名魄門，總皆大腸也。

　大腸為傳道之官，有變易之義，上受胃家之糟
粕，下輸於廣腸，舊穀出而新穀可進，故字從肉從
易。又暢也，通暢水穀之道也。

　大腸上口即小腸下口。

● 足陽明胃經（左右共九十穴）

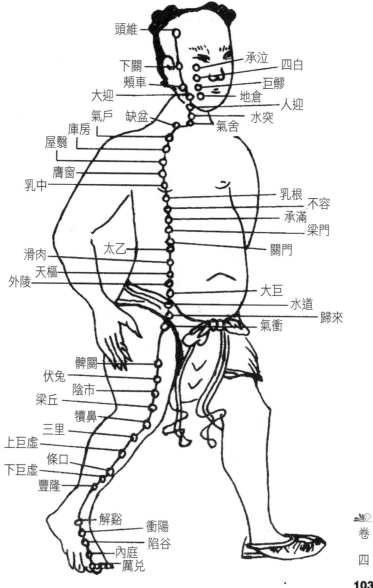

頭維
下關
頰車
大迎
氣戶　缺盆
庫房
屋翳
膺窗
乳中
滑肉
天樞
外陵
髀關
伏兔
陰市
梁丘
犢鼻
三里
上巨虛
條口
下巨虛
豐隆
解谿
內庭
厲兌

承泣　四白
巨髎
地倉　人迎
水突
氣舍
乳根　不容
承滿
梁門
關門
太乙
大巨
水道
氣衝　歸來

衝陽
陷谷

● 胃

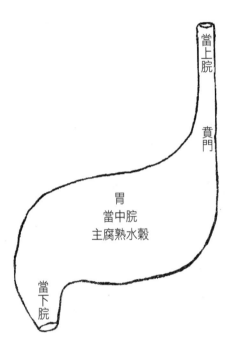

　　胃之上口名曰賁門，飲食之精氣從此上輸於脾，肺宣發於諸脈。脾胃者，倉廩之官，五味出焉。胃者，水穀氣血之海也。胃大一尺五寸，徑五寸，長二尺六寸，橫屈受水穀三斗五升，其中之穀常留二斗、水一斗五升而滿。是經多氣多血。《難經》曰：胃重二斤一兩。

　　胃者，匯也。飲食彙聚於此，而為穀之府也。胃之下口，即小腸上口，名幽門。

● 足太陰脾經（左右共四十二穴）

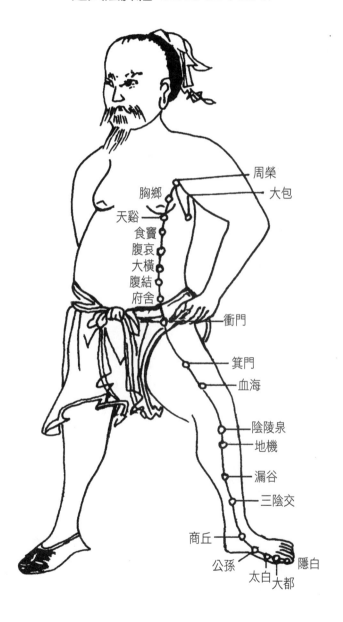

周榮
大包
胸鄉
天谿
食竇
腹哀
大橫
腹結
府舍
衝門
箕門
血海
陰陵泉
地機
漏谷
三陰交
商丘
公孫
太白
大都
隱白

● 脾

脾者，倉廩之官，五味出焉。形如刀鐮，與胃同膜而附其上，之左俞當十一椎下。聞聲則動，動則磨胃而主運化，其合肉也，其榮唇也，開竅於口。是經常多氣少血。《難經》曰：脾重二斤三兩，廣扁三寸，長五寸，有散膏半斤，主裹血，溫五臟，主藏意與智。滑氏曰：掩乎太倉。華元化曰：脾主消磨五穀，養於四傍。

脾者，卑也。在胃之下，裨助胃氣，以化穀也。《遺篇·刺法論》曰：脾為諫議之官，知周出焉。

● 手少陰心經（左右共十八穴）

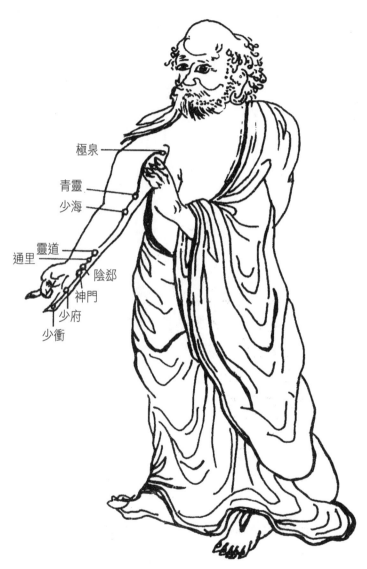

極泉

青靈
少海

靈道
通里

陰郄
神門
少府
少衝

● 心

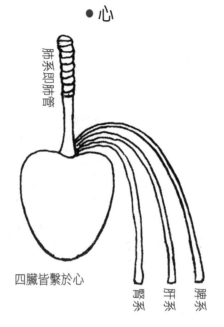

肺系即肺管

四臟皆繫於心

腎系　肝系　脾系

　　心者，君主之官，神明出焉。心居肺管之下，膈膜之上，附著脊之第五椎。是經常少血多氣。其合脈也，其榮色也，開竅於耳，又曰舌。《難經》曰：心重十二兩，中有七孔三毛，盛精汁三合。主藏神。心象尖圓，形如蓮蕊，其中有竅，多寡不同，以導引天真之氣，下無透竅，上通乎舌，其有四系，以通四臟。心外有赤黃裹脂，是為心包絡。心下有膈膜，與脊脊周回相著遮蔽，濁氣使不得上薰心肺，所謂膻中也。

　　心字移之一點於下之左，即火字也。心主火。心者，惺也。言心氣旺則能惺惺而運其神明也。

● 手太陽小腸經（左右共三十八穴）

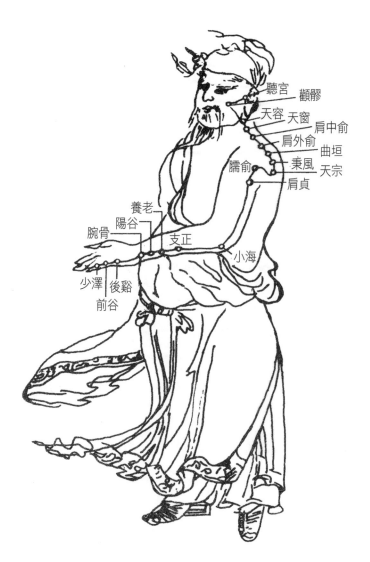

聽宮　顴髎
天容　天窗
肩中俞
肩外俞　曲垣
秉風　天宗
臑俞　肩貞
養老
陽谷
腕骨　支正
小海
少澤　後谿
前谷

● 小腸

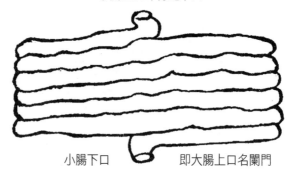

小腸上口即胃之下口

小腸下口　　　　　即大腸上口名闌門

　　小腸者，受盛之官，化物出焉。小腸後附於脊，前附於臍上，左回疊積，十六曲，大二寸半，徑八分之半，長二丈二尺，受穀二斗四升，水六升三合合之大半。

　　小腸上口在臍上二寸近脊，水穀由此而入；復下一寸，外附於臍為水分穴，當小腸下口。至是而泌別清濁，水液滲入膀胱，滓穢流入大腸。是經多血少氣。《難經》曰：小腸重二斤十四兩。

● 足太陽膀胱經（左右共一百二十六穴）

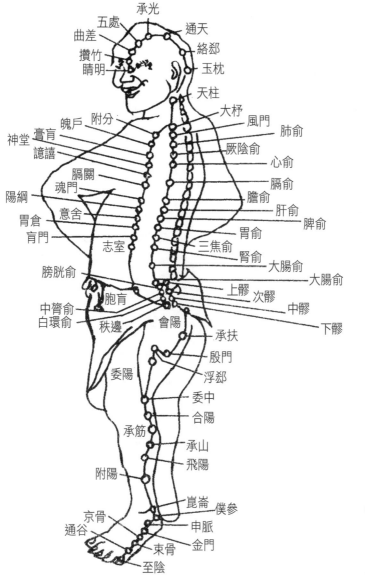

承光
五處　　　通天
曲差　　　　絡郤
攢竹　　　　玉枕
睛明
　　　　　　天柱
　　　　　　　大杼
魄戶　附分　　　風門　　肺俞
神堂　膏肓　　　厥陰俞
　　　譩譆　　　心俞
　　　膈關　　　膈俞
　　　魂門　　　膽俞
陽綱　　　　　　肝俞　　脾俞
胃倉　意舍　　　胃俞
肓門　　　　三焦俞
　　　志室　　　腎俞　　大腸俞
　　　　　　　　　　　大腸俞
膀胱俞　　　　　　上髎　次髎
　　　胞肓　　　　　　　中髎
中膂俞　　　　　　　　　　下髎
白環俞　秩邊　會陽
　　　　　　　　承扶
　　　　　　　殷門
　　　　　　　浮郤
委陽　　　　委中
　　　　　　合陽
　　　承筋
　　　　　　承山
　　　　　　飛陽
附陽
　　　　　　崑崙　僕參
京骨　　　　申脈
通谷　　　　金門
　　　束骨
　　　至陰

● 膀胱

下聯前陰

溺之所出

　　膀胱者，州都之官，津液藏焉，氣化則能出矣。膀胱當十九椎，居腎之下，大腸之前，有下口無上口，當臍上一寸水分穴處為小腸下口，乃膀胱上際，水液由此別迴腸，隨氣泌滲而入。其出其入皆由氣化，入氣不化，則水歸大腸，而為泄瀉；出氣不化，則閉塞下竅，而為癃腫。後世諸書有言其有上口無下口，有言上下俱有者，皆非。是經多血少氣。《難經》曰：膀胱重九兩二銖，縱廣九寸，盛溺九升九合，口廣二寸半。

　　膀者，言其橫於前陰之夏，以通水也。胱者，言其質之薄而明也。合而言之，以其由虛而實，旁通水道也。

● 足少陰腎經（左右共五十四穴）

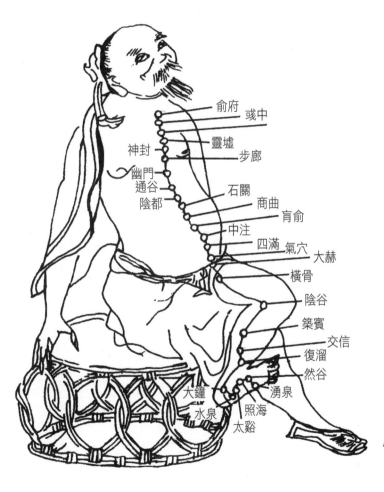

俞府　彧中
靈墟
步廊
神封
幽門　石關
通谷　商曲
陰都　育俞
中注
四滿　氣穴
大赫
橫骨
陰谷
築賓
交信
復溜
然谷
大鐘　湧泉
水泉
照海
太谿

●腎

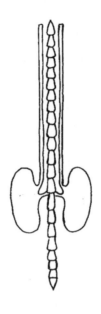

　　腎者，作強之官，伎巧出焉。腎附於脊之十四椎下。是經常少血多氣。其合骨也，其榮髮也，開竅於二陰。《難經》曰：腎有兩枚，重一斤二兩，主藏精與志。華元化曰：腎者，精神之舍，性命之根。腎有兩枚，形如豇豆相並，而曲附於脊之兩傍，相去合一寸五分。外有黃脂包裹，各有帶兩條，上條繫於心，下條趨脊下大骨，在脊骨之端，如半手許，中有兩穴，是腎帶經過處，上行脊髓，至腦中，連於髓海。

　　腎，任也。主骨而任周身之事，故強弱繫之。

● 手厥陰心包絡經（左右共一十八穴）

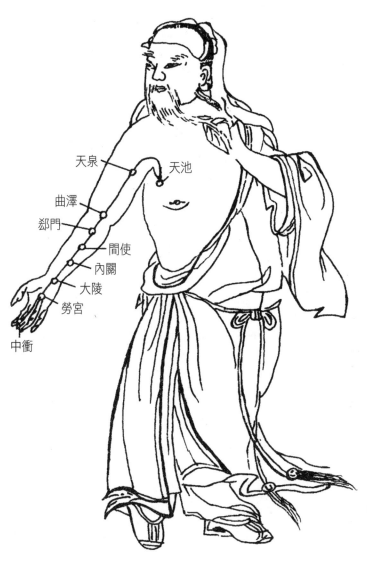

天泉　天池

曲澤

郄門

間使

內關

大陵

勞宮

中衝

● 心包絡

　　心包一臟，《難經》言其無形。滑伯仁曰：心包，一名手心主，以臟象校之，在心下，橫膜之上，豎膜之下，其與橫膜相黏也。黃脂裹者，心也。脂漫之外有細筋膜如絲，與心肺相連者心包也。此說為是，凡言無形者非。又按《靈蘭秘典論》有十二官，獨少心包一官，而多膻中者，臣使之官，喜樂出焉一節，今考心包臟居膈上，經始胸中，正值膻中之所，位居相火，代君行事，實臣使也。此一官者，其即此經之謂歟。

　　包絡者，護衛心主，不使濁氣乾之，正由君主云有宮城也。

● 手少陽三焦經（左右共四十六穴）

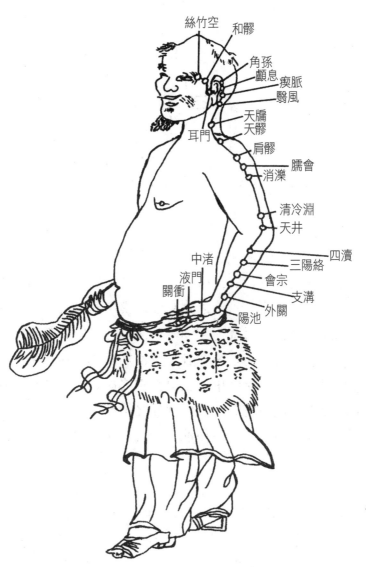

絲竹空　和髎

角孫
顱息　瘈脈
翳風

天牖
天髎
耳門

肩髎　臑會
消濼

清冷淵
天井

中渚　　　四瀆
液門　三陽絡
關衝　會宗　支溝
陽池　外關

●三焦

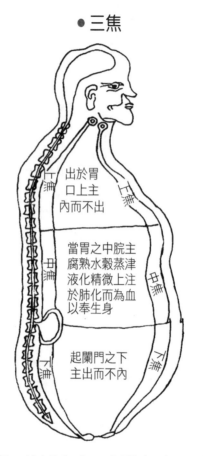

出於胃口上主內而不出

當胃之中脘主腐熟水穀蒸津液化精微上注於肺化而為血以奉生身

起闌門之下主出而不內

上焦

中焦

下焦

　　三焦者，決瀆之官，水道出焉。是經少血多氣。《中藏經》曰：三焦者，人之三元之氣也。總領五臟六腑，榮衛經絡，內外左右，上下之氣。三焦通則內外左右上下皆通。其於周身灌體，和內調外，榮左養右，導上宣下，莫大於此。

　　三焦者，統上中下而言，故曰三。切近於臟腑故曰焦。

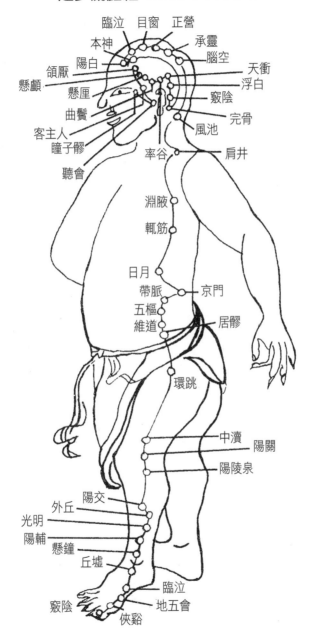

● 足少陽膽經（左右共八十六穴）

臨泣　目窗　正營

本神　　　　　　承靈

陽白　　　　　　腦空

頷厭　　　　　　　天衝

懸顱　懸厘　　　　浮白

曲鬢　　　　　　竅陰

客主人　　　　　完骨

瞳子髎　　風池

聽會　率谷　　　肩井

淵腋

輒筋

日月

帶脈　　　京門

五樞

維道　　　居髎

環跳

中瀆　陽關

陽陵泉

陽交

外丘

光明

陽輔　懸鐘

丘墟

臨泣

地五會

竅陰

俠谿

●膽

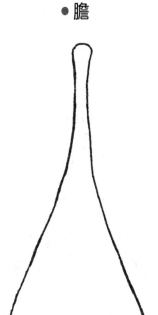

　　膽者：中正之官，決斷出焉。《難經》曰：膽在肝之短葉間，重三兩三銖，長三寸，盛精汁三合。是經多血少氣。華元化曰：膽者，中清之腑，號曰將軍。主藏而不瀉。

　　《六節臟象論》曰：凡十一臟，皆取決於膽也。

　　膽者，擔也。言其有力量，善擔當者也。

● 足厥陰肝經（左右共二十八穴）

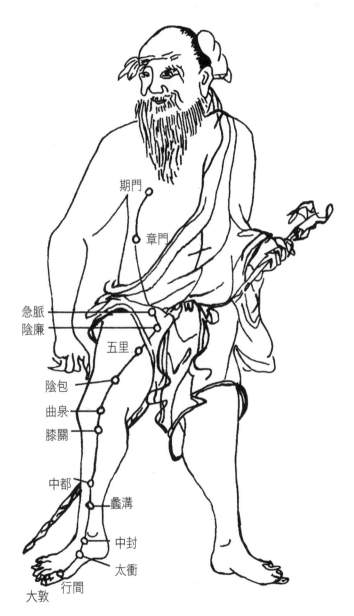

期門
章門
急脈
陰廉
五里
陰包
曲泉
膝關
中都
蠡溝
中封
太衝
行間
大敦

● 肝

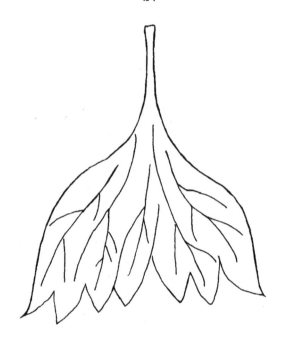

　　肝者，將軍之官，謀慮出焉。肝居膈下，上背脊之九椎下。是經常多血少氣。其合筋也，其榮爪也，主藏魂，開竅於目。其系上絡心肺，下亦無竅。《難經》曰：肝重二斤四兩，左三葉右四葉，凡七葉。《刺禁論》曰：肝生於左。滑氏曰：肝之為臟，其治在左，其臟在右脅、右腎之前並胃，背脊之第九椎。

　　肝者，干也。其性多動而少靜，好干犯他臟者也。

‖ 任脈督脈圖 ‖

● 任脈（二十四穴）

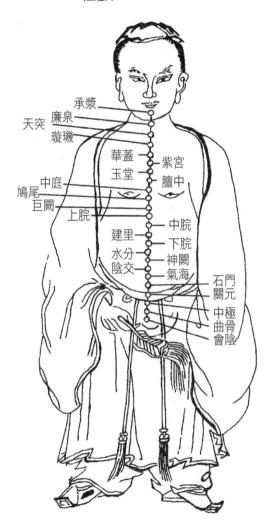

承漿
天突　廉泉
璇璣
華蓋　　紫宮
玉堂　　膻中
中庭
鳩尾
巨闕　上脘
中脘
建里　下脘
水分　神闕
陰交　氣海
石門　關元
中極曲骨
會陰

● 督脈（二十八穴）

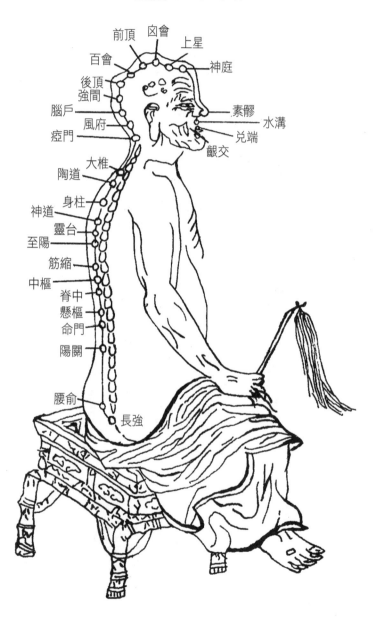

前頂　囟會　上星
百會　　　　　　神庭
後頂
強間　　　　　　素髎
腦戶　　　　　　　水溝
風府　　　　　　兌端
瘂門　　　　　　齦交
大椎
陶道
身柱
神道
靈台
至陽
筋縮
中樞
脊中
懸樞
命門
陽關
腰俞
長強

‖ 內景圖 ‖

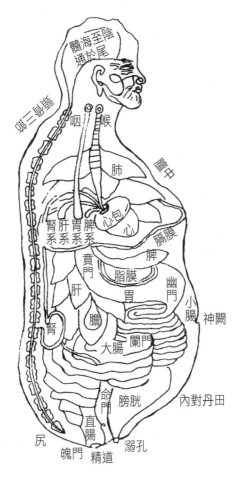

心系七節，七節之傍，中有小心。以腎系十四椎下，由下而上亦七節也。

舊圖有精道，循脊背過肛門者，甚屬非理，而且無子宮、命門之象，皆大失也。今改正之。

‖ 宗營衛三氣圖 ‖

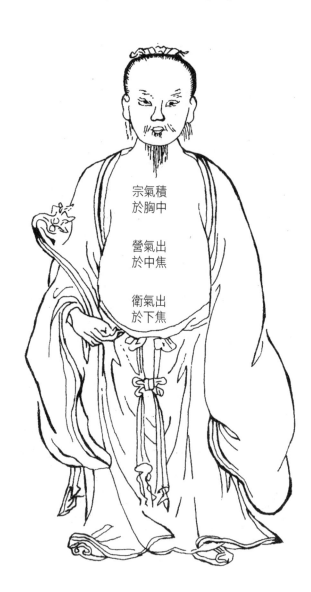

宗氣積
於胸中

營氣出
於中焦

衛氣出
於下焦

‖ 宗營衛三氣解 ‖

宗氣積於胸中，出於喉嚨，以貫心脈而行呼吸。《決氣》篇曰：上焦開發，宣五穀味，薰膚、充身、澤毛，若霧露之溉者，是謂宗氣，宗之為言大也。

營氣者，陰氣也，水穀之精氣也。其精氣之行於經者，為營氣。營氣出於中焦，並胃中出上焦之後，上注於肺，受氣取汁，化而為血，以奉生身，莫貴於此。

此其行始於太陰肺經，漸降而下，而終於厥陰肝經，隨宗氣而行於十二經隧之中，故曰清者為營，營行脈中。

衛氣者，陽氣也，水穀之悍氣也。其浮氣之慓疾滑利，而不循於經者，為衛氣。

衛氣出於下焦，漸升而上。每日平旦陰盡，陽氣出於目之睛明穴，上行於頭，晝自足太陽始，行於六陽經，以下陰分；夜自足少陰始，行於六陰經，復注於腎，晝夜各二十五周，不隨宗氣而自行於各經皮膚分肉之間，故曰濁者為衛，衛行脈外。

‖《內經》分配臟腑診候圖‖

● 左手脈圖

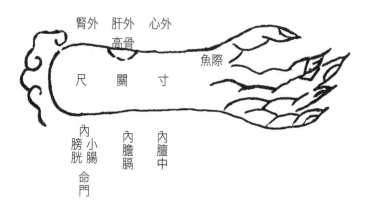

腎外　肝外　心外
　　　　高骨
　　　　　　　　魚際

尺　　關　　寸

內　內　內膻中
膀小膽
胱腸膈
命門

● 右手脈圖

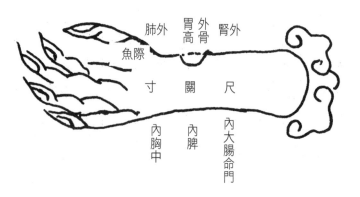

　　　肺外　胃外　腎外
　　　　　　高骨
　　魚際

寸　　關　　尺

內　內脾　內大腸命門
胸中

‖ 六氣合六部診候圖 ‖

●左手主氣圖

左 寸			左 關			左 尺		
浮	中	沉	浮	中	沉	浮	中	沉
立夏十五日 穀雨五日	穀雨十日 清明十日	清明五日 春分十五日	驚蟄十五日 雨水五日	雨水十日 立春十日	立春五日 大寒十五日	小寒十五日 冬至五日	冬至十日 大雪十日	大雪五日 小雪十五日
二之氣少陰君火			初之氣厥陰風木			終之氣太陽寒水		

●右手主氣圖

右 尺			右 關			右 寸		
沉	中	浮	沉	中	浮	沉	中	浮
小滿十五日 芒種五日	芒種十日 夏至十日	夏至五日 小暑十五日	大暑十五日 立秋五日	立秋十日 處暑十日	處暑五日 白露十五日	秋分十五日 寒露五日	寒露十日 霜降十日	霜降五日 立冬十五日
三之氣少陽相火			四之氣太陰濕土			五之氣陽明燥金		

卷　五

‖ 發明雜證生死脈 ‖

脈之主病，有宜不宜，陰陽順逆，吉凶可知。（有是病則有是脈，與病相宜則順，不相宜則逆。逆之與順何從區別？是又在陰陽耳。如表病見表脈，裏病見裏脈，實病見實脈，虛病見虛脈，陽病見陽脈，陰病見陰脈之類，皆順而相宜者也。反此則逆。逆順一分，而病之吉凶從可推矣。）

中風之脈，卻喜浮遲，數大急疾，兼見難支。（中風之脈，各有所兼。蓋新風挾舊邪，或外感，或內傷，其脈隨之忽變，兼寒則脈浮緊，兼風則脈浮緩，兼熱則脈浮數，兼痰則脈浮滑，兼氣則脈沉澀，兼火則脈盛大，兼陽虛則脈微亦大而空，兼陰虛則脈數亦如細絲，陰陽虛則微數或微細。虛滑為頭中痛，緩遲為營衛衰。大抵陽浮而數，陰濡而弱。浮滑、沉滑、微虛、散數皆為中風。風性空

虛，中之於表，虛浮遲緩雖為正氣不足，猶可補救；急大數疾，邪不受制，必死無疑。可見大數而猶未至急疾者，尚不可謂其必死也。）

傷寒熱病，脈喜浮洪，沉微澀小，證反必凶。汗後脈靜，身涼則安。汗後脈躁，熱甚必難。陽證見陰，命必危殆；陰證見陽，雖困無害。（《內經》曰：今夫熱病者，皆傷寒之類也。又曰：人之傷於寒也，則為病熱。熱雖甚，不死。觀此則知傷寒雖是陰寒之邪襲人，正氣與之抗拒，鬱蒸成熱，亦理勢之必然者。抗拒在表，故脈浮；鬱蒸成熱，故脈洪。熱病得此陽脈，知正氣不陷縮，而能鼓發，勝邪必矣，故喜焉。若沉微澀小，是皆陰類。證陽脈陰，表病見裏，證與脈反，邪盛正衰，凶之兆也。至若汗後，邪解正復，此時脈躁盛者亦應寧靜，身體自然涼和。設脈仍躁，而熱加甚，是正氣已衰，邪氣更進，必難乎其為生矣。即《內經》所謂「有病溫者，汗出輒復熱，而脈躁疾不為汗衰，狂言不能食，病名陰陽交者」。陽證而見沉澀細弱微遲之陰脈，則脈與證反，命必危殆；陰證而見浮大數動洪滑之陽脈，亦似與證相反，在他症忌之，獨傷寒則不然。傷寒自表入裏，從陽之陰，刻刻侵搏，層層漸入，今陰病得陽脈，是轉寒凜而變溫

和，起深沉而出浮淺，死陰忽作生陽，病雖困篤，自當無害。故仲景云：陰病見陽脈者生，陽病見陰脈者死。）

傷暑脈虛，弦細芤遲，若兼滑實，別症當知。（《經》曰：脈虛身熱，得之傷暑。《甲乙經》曰：熱傷氣而不傷形，所以脈虛者是也。若《難經》曰：其脈浮大而散。殊有未然，夫脈大而散，乃心之本脈，非病脈也。故仲景不言，但補其偏曰：弦細芤遲。芤即虛豁也，弦、細、遲即熱傷氣之應也。統而言之，曰虛；分而言之；曰弦細芤遲。其不以浮大之脈混入虛脈之中，稱為病暑之脈，慮可周耶！若面垢、身熱，傷暑之症已見，而脈反滑實，將兼痰與食矣。）

勞倦內傷，脾脈虛弱，汗出脈躁，死證可察。（動而生陽，身固不宜太逸。東垣論升陽益胃湯方後云：小役形體，使胃氣與藥得以轉運升發，此即動而生陽之義也。若煩擾而過於勞，則肢體轉旋，四肢舉動，陽氣張亂無往，非脾氣之傷？故脾脈虛弱為順也。如汗出而脈反躁疾，則為逆矣。安得不死？）

瘧脈自弦，弦數者熱，弦遲者寒，代散者絕。（《內經》曰：夫痎瘧，皆生於風。故瘧因風暑之邪客於風木之府，木來乘土，脾失轉輸，不能運水

穀之精微，遂多停痰留飲。弦應風木，又主痰飲。無痰不成瘧，故曰：瘧脈自弦。數熱遲寒，自然之理。獨見代散之脈，則正氣虛脫，不續不斂之象，邪盛正衰，定主凶折。）

泄瀉下痢，沉小滑弱，實大浮數，發熱則惡。（泄痢見於下部，無論因之內外，總屬傷陰耗裏之虛證。沉小滑弱，乃為相宜。若實大浮洪，則惡矣。實大與虛反，浮洪與裏反，邪盛正衰，不言可喻。再加發熱，則陰氣彌傷而裏氣彌耗，不至躁亡不已。）

嘔吐反胃，浮滑者昌，弦數緊澀，結腸者亡。（嘔吐、反胃，上焦之病也。浮為虛，滑為痰，是其正象，可以受補，故曰昌也。脈弦者，虛也，木來乘土，胃氣無餘，土將奪矣；數則為熱，熱當消穀，而反吐穀，乃知數為虛數，虛則不運，數則氣促，嘔吐不止，胃將漸敗。《金匱要略》云：陽氣微，膈氣虛，脈乃數緊，則為寒，無陽以運，故上出而嘔吐。澀脈枯澀，吐亡津液之所致。水穀之海枯，遂致糞如羊屎，必死不治。）

霍亂之候，脈代勿訝，厥逆遲微，是則可嗟。（霍亂之脈，洪大為佳。若見代脈，因一時清濁混亂，故脈不接續，非死脈也。微細而舌捲囊縮，脈

至遲微，陽衰陰盛，真元漸絕之象。暴脫者，能漸生；而漸絕者，又何能暴起哉？）

嗽脈多浮，浮濡易治；沉伏而緊，死期將至。（嗽乃肺疾。脈浮為宜。兼見濡者，病將退也。沉則邪已入裏，緊則寒邪不散，均主病危。）

喘息抬肩，浮滑是順；沉澀肢寒，皆為逆證。（喘症無非風與痰耳。浮為陽為表為風，滑為陽中之陰而為痰為食。若能散其邪，則機關可利，推其物則否塞可通，故曰順。脈沉為陰為裏為下部；澀為陰為虛，乃元氣不能接續，豈能充四肢乎？是以喘息抬肩，而四肢又寒也。若更見散脈，則元真將隨喘而散，死亡必矣，故曰逆。）

火熱之證，洪數為宜，微弱無神，根本脫離。（病熱而有火症，火則脈應洪數。若得沉微之陰脈，是無火矣。無火而仍病熱，則知為無根之陽虛見熱象也，故危殆。）

骨蒸發熱，脈數為虛，熱而澀小，必殞其軀。（骨蒸者，腎水不足，壯火僭上，虛數二脈是其本。然蒸熱而見澀小之脈，澀則精血少，小則元氣衰，真陰日損，邪火日增，所謂發熱脈靜，不可救藥耳。）

勞極諸虛，浮軟微弱；土敗雙弦，火炎則數。

（勞極損傷，氣血日耗，形體漸衰，所見之脈，隨病呈象。如空虛之浮，不鼓之軟，欲絕之微，無力之弱，雖云病脈，然與病猶相宜也。至若雙弦，乃知土敗，急數定為火炎。蓋弦為肝木，雙弦則木太盛，久病之土，何堪其侮，故知其必敗也。數以為熱，急數則躁疾直強，略無半點和柔，邪火炎炎，真陰自絕，六至以上，便不可治。）

失血諸證，脈必現芤，緩小可喜，數大堪憂。（芤有中空之象，失血者宜爾也。緩小脈順，為可喜。脈數而大，邪盛正衰，為火爍真陰，誠為可憂。）

畜血在中，牢大卻宜，沉澀而微，速癒者稀。（血蓄於內，瘀凝不行，瘀凝則脈大，不行則脈牢，亦因病呈象也。逐之使去，巢穴一空，而致新不難矣。設脈沉小澀微，是病有餘而脈反不足，病有物而脈若無物，既不能自行其血，又難施峻猛之劑，安望其速癒耶？）

三消之脈，虛大者生，細微短澀，形脫堪驚。（渴而多飲為上消，消穀善饑為中消，渴而便數有膏為下消。三消皆燥熱太過，唯見浮大之脈為吉耳。若脈細小浮澀，則氣血之虛衰，枯槁不言可知，再加身體瘦悴，是謂形脫，即戴人所云：燔木

則為炭，燔金則為液，燔石則為灰，煎海水則為鹽。鼎水形氣兩敗，豈直可驚已哉！）

小便淋閉，鼻色必黃，數大可療，澀小知亡。（熱乘津液，則水道不利，水道不利而有熱必鬱蒸而外發，黃色見於鼻者，以鼻為肺竅耳。數大為火象，火證見之又何妨乎？若逢澀小，為精血敗壞，死亡將亟矣。）

癲乃重陰，狂乃重陽，浮洪吉象，沉急凶殃。（癲狂既分陰陽，而脈皆取浮洪者。蓋浮洪者屬陽，在陽狂者得之，固與證相宜；即陰癲者得之，亦將從陰轉陽，自裏達表之象，故均為吉兆。若沉而急，沉則人陰迫裏，急則強急不柔，是無胃氣之脈也。不論狂癲，凶殃立至。）

癇宜虛緩，沉小急實，或但弦急，必死不失。（癇本虛痰，脈來虛緩，自應然也。若沉小急實，或虛而弦急者，肝之真臟脈見矣。安望其生耶？）

疝屬肝病，脈必弦急，牢急者生，弱急者死。（疝為肝病。弦急，肝脈之常也。況弦斂急直，氣不鼓暢者，咸主痛脹，疝則未有不痛不脹者，故弦急而牢，見積聚之有根，亦見原本之壯實。疝係陰寒之咎，牢主裏寒之脈，最為相合。若急則邪盛，弱則正衰，必有性命之憂矣。）

脹滿之脈，浮大洪實，細而沉微，岐黃無術。（脹滿屬有餘之證，宜見有餘之脈，浮大洪實是也。沉細而微，知元氣已衰，證實脈虛，無復他望矣。）

心腹之痛，其類有九，細遲速癒，浮大延久。（心腹痛而脈見細遲，是氣減舒徐，厥邪欲退，理應從吉。設或浮大，重則邪氣方張，裏證而得表脈，大非所宜；輕亦為中虛之證，不能收捷得之效也。）

頭痛多弦，浮緊易治，如呈短澀，雖救何及。（弦為陰脈，乃陽虛不能張大，或致外邪所乘。況頭乃諸陽之府，而為邪束於外，使陽氣遏鬱，故脈多近弦，或浮或緊，不出風寒。初起者，散之則癒。若短則陽脫於上，澀則陰衰於下，至於手足厥寒至節者，與真心痛無異，必死不治。）

腰痛沉弦，浮緊滑實，何者難療？兼大者失。（足三陰從足入腹。脈來沉弦者，沉為在裏，弦為主痛，然何以又兼浮象乎？乃沉弦者中有泛泛欲上之勢。因風厥陰，所謂腰中如張弓弦者是也，故狀其風邪虛浮之性，非言在表之浮也。緊則兼寒，滑為痰聚，實因閃挫，本乎外因，雖困無害。如房室過度，煩勞不節，以致精力耗竭，腰膂空虛。夫腰者，腎之府。力出於膂，而腰者膂所繫，其為痛也，轉側呻吟，屈伸不得，膝酸脛冷，腰寒面

黑，行則傴僂，不能久立。此腎臟虛衰之極，無可收斂，反見空鬆，故按之豁然而大，自不作靖，咎將誰執？壯盛者，猶可挽回，中年以後，最為難治。）

　　腳氣有四，遲數浮濡，脈空痛甚，何可久持？（腳氣發於三陽者輕，發於三陰者重。以三陰屬臟，經絡居裏，若非臟氣大虛，邪不易及。陳無擇謂風寒暑濕四邪皆能成病，則遲數浮濡猶與症合。痛則日盛，而脈乃空，邪盛正衰，比之傷寒身涼脈躁。勢則相反，而咸非吉兆，總以病脈背馳耳。）

　　五臟為積，六腑為聚，實強可生，沉細難瘥。（積也，聚也，皆實證也。實脈強盛，邪正相搏，一以徵元本之壯實，從腑從陽，故曰可生。其脈沉細者，陰脈也，一以徵邪氣之深入，故曰難瘥。）

　　中惡腹脹，緊細乃生，浮大維何，邪氣已深。（人之正氣，自內達表，自胸腹而達四肢者，其常也。卒中外邪，則正氣不能達外，而反退縮於中，則氣機斂實，而緊細之脈象見矣，腹安得不脹？藥力一助，正氣必張，邪氣必散，緊者仍舒，細者仍充，而本來之面目可還也，故知其生。若脈浮大，則正氣散越，散越於外則裏更虛，裏更虛則邪必深入，而欲為之治，不亦難乎？）

鬼祟之脈，左右不齊，乍大乍小，乍數乍遲。（鬼祟犯人，左右二手脈象不一，忽大忽小，忽數忽遲，無一定之形也。）

五疸實熱，脈必洪數，過極而亢，渴者為惡。（五疸實熱，濕與熱鬱，外不得通，內不得泄，翕蒸成黃，故曰實熱，脈來固應洪數。太過則必發渴，黃為表蒸，渴為裏熱，表裏亢熱，陰何以堪，況疸為濕鬱，而汗溺不通，渴則更加之飲，愈增其病矣。）

水病之狀，理必兼沉，浮大出厄，虛小可驚。（水病有陰有陽，諸種不一，而沉則在在皆兼，即氣水、風水之在表，而脈應浮者，亦必有沉沉欲下之勢。蓋沉下者，水之性也，此則專以狀言。如指浮者，則以位言耳。水脈浮大，知水氣漸散，災厄將出之象；若脈虛小，則正衰邪存，誠可驚也。）

癰疽之脈，浮數為陽，遲則屬陰，藥宜酌量。癰疽未潰，洪大為祥；若其已潰，仍舊則殃。（其脈浮數者，以血泣而氣復從之。邪與正鬱，鬱則化熱，故數也；在表在陽，故浮也。正為邪搏，則宣暢外衛之力薄，故復惡寒。據脈證似與傷寒表證無異，但傷寒雖有痛，或在頭，或在身體，或在骨節，未有痛止於一處者。今痛止一處而脈數，此處

必化熱為膿，正癰疽所發之處也。即《傷寒論‧辨脈法》所謂諸脈浮數，當發熱而灑淅惡寒。若有痛處，飲食如常者，蓄積有膿是也。如此者，乃為陽毒。若脈不數，身不熱，所患之處不疼，是邪客陰分，不能鼓發，多致內陷，然必兼有煩懊、嘔逆、胸膈不安等症。否則，不熱不疼，脈又不數，是一不病人也，何得謂之陰瘡而反重於陽證耶？方癰疽之未潰也，無論成膿與否，熱邪鬱蓄，外不疏通，脈之鼓湧洪大，是其宜也。至於已潰，則熱泄邪解，而洪大之脈宜衰矣。潰而不衰，一派熱邪，正從何復？誠為大可懼者，與《內經》所謂病溫者，汗出輒復熱，而脈躁疾不為汗衰，病名陰陽交。盡而陽飛越，雖治無益。）

　　肺癰已成。寸數而實；肺痿之形。數而無力。肺癰色白脈宜短澀，浮大相逢，氣損血失。腸癰實熱，滑數可必，沉細無根，其死可測。（肺癰而寸口數實，知膿已成矣。肺葉焦痿，火乘金也，是以數而無力。肺癰幾作，則肺氣虛損。白者，西方本色，所謂一臟之本色見也。短澀者，秋金之素體。若逢浮大，是謂火來乘金，剋我者為賊邪，血氣敗壞之症也。腸癰，實也。沉細，虛也。證實脈虛，死期時至矣。）

喉痺之脈，遲數為常；纏喉走馬，微伏則難。（十二經脈與經別多過於此，即不然亦在前後左右。其脈多數，數則為熱故耳。間遲脈者，乃是外邪襲經，經氣不利，鬱滯於所過之處，故亦為痺，脈來或遲，亦與病合。若腫痛麻癢之纏喉風，須臾閉絕之走馬疳，二者俱火中挾風，兇暴急烈，脈應浮大洪數，而反見微伏，是正衰邪盛，補瀉罔從，不亦難乎？）

中毒之候，尺寸數緊，細微必危，旦夕將殞。（數緊者，因毒氣盤鬱而搏擊也。一見細微，知其正氣已虛，毒邪深入，其能久乎？）

金瘡出血，脈多虛細，急實大數，垂亡休治。（受創血去已多，脈空白宜沉細。而反見急數，陰欲盡矣，治之何用？）

婦人之脈，以血為本。血旺易胎，氣旺難孕。少陰動甚，謂之有子；尺脈滑利，妊娠可喜；滑疾不散，胎必三月；但疾不散，五月可別；左疾為男，右疾為女。（此言女人胎前之脈也。女為陰，陰主血，故女人以血為本。本足而成胎亦易，氣旺則血反衰，是為本不足，未有理失常而能孕者也。少陰動甚者，心手少陰之脈動甚也。心主血，動甚則血旺，血旺易胎，故云有子。《內經》曰：婦人

手少陰脈動甚者，妊子也。心臟主血，故胎結而動甚，乃往來流利之義，非厥厥如豆之動也。尺脈者，左右腎脈也。腎為天一之水，主子宮，系胞孕胎之根蒂也。滑利則不枯澀，而且有替替含物之象，故喜其妊娠。《內經》云：陰搏陽別，謂之有子。蓋寸為陽，尺為陰，言尺陰之脈搏指而動，與寸陽之脈迥然分別也。即此滑利之脈應指滑而不散，滑為血液疾而不散，乃血液斂結之象，是為有胎三月矣。若但疾而不散，是從虛漸實，從柔漸剛，血液堅凝轉為形體，故不滑耳，此妊娠五月之脈。其疾左勝於右，是為男孕，以男屬陽居左，胎氣鍾於陽，故左勝；右勝於左是為女孕，以女屬陰居右，胎氣鍾於陰，故右勝。勝者，甚不甚之謂，非左疾右不疾也。）

　　欲產之脈，散而離經。新產之脈，小緩為應；實大弦牢，其凶可明。

　　（此言產中之脈也。其脈與十月懷妊平常見者忽異，假如平日之脈原浮，臨產則脈忽沉；平日之脈遲，臨產則脈忽數；至如大小滑澀，臨產皆忽然而異。蓋十月胎氣安定，一旦欲落，氣血動盪，胞胎迸裂，自與經常離異，而脈亦非平昔之狀貌矣。及其已產也，氣血兩虛，其脈宜緩。滑緩則舒徐，

不因氣奪而急促；滑則流利，不因血去而澀枯，均
吉兆也。若脈實大弦牢，非產後氣血俱虛者所宜。
實為邪，實大為邪進；弦為陰斂，而宣佈不能；牢
為堅著，而瘀凝不解，是皆相逆之脈。設外有症，
又豈能順乎？）

‖ 雜病生死脈摘要 ‖

中風宜浮遲，忌急實大數。
傷寒熱病未汗宜陽脈，已汗宜陰脈。
傷暑宜虛弦細芤遲，忌滑實。
勞倦內傷宜脾脈虛弱，忌汗出脈躁。
瘧宜弦，弦數熱，弦遲寒，忌代散。
泄瀉下痢宜沉小滑弱細，忌實大浮數。
久瀉宜微細，忌浮洪。
嘔吐反胃宜浮滑，忌弦數緊澀。
霍亂宜浮洪，忌微遲。
嗽宜浮濡，忌沉伏緊。
喘息抬肩宜浮滑，忌沉短澀。
火熱之症宜洪數，忌微弱。
勞極諸虛宜浮軟微弱，忌土敗雙弦。
骨蒸發熱宜虛數，忌澀小。

失血諸症宜緩小，忌數大。

又吐血宜沉小，忌實大。

又唾血宜沉弱，忌實大。

又衄血宜沉細，忌浮大。

又脫血宜陰脈，忌陽脈。

又畜血在中宜實大，忌沉微澀。

三消宜浮大，忌細微短澀。

又消渴宜數大，忌虛小。

小便淋閉宜數大，忌澀小。

癲狂宜浮洪實大，忌沉急細。

癇宜虛緩，忌沉小急實。

疝宜弦急牢急，忌弱急。

脹滿宜浮洪大實，忌細沉小微。

心痛宜細遲浮滑，忌浮大短澀。

頭痛宜弦浮滑緊，忌短澀。

腰痛宜沉弦浮緊滑實，忌大。

腹痛宜沉細虛小遲，忌弦長堅大疾。

腸澼宜沉小遲滑大浮大，忌數大澀細疾。

癥瘕宜沉實弦急，忌虛弱。

積聚宜實強，忌沉細。

‖ 浮脈（陽）‖

【經論】浮脈舉之有餘，按之不足（《脈經》）。如微風吹鳥背上毛，厭厭聶聶，如循榆莢，如水漂木。（《素問》，崔氏）

【發明】浮脈法天，有輕清在上之象。按肺為氣行，但氣行之質本輕，故脈來浮也。吹毛者，輕浮也；厭厭者，和調不變亂也；聶聶者，連續不止代也；榆莢，輕浮和軟也；漂木，輕浮在上也。皆形容浮脈之狀，診者當心領而神會也。

按：浮之為義，如木之浮水面也。其脈應於皮毛，故輕手可得。如水中漂木，雖按之使沉，亦將隨手而起也。

浮脈主表，而司令在秋，是肺家之脈也。又曰

毛者，乃輕虛以浮，來急去散也。若太過則脈來中堅旁虛，如循雞羽，病在外也；不及則氣來毛微，病在中也。病在外為氣逆，為背痛，慍慍然不舒也；病在中為喘息，為呼吸少氣，為咳上氣，見血，喘而咯血，肺中有聲也。

【辨誤】王叔和云：舉之有餘，按之不足。最合浮脈象天之義。黎氏以為如捻蔥葉，則混於芤脈矣。崔氏云：有表無裏，有上無下，則脫然無根，又混於散脈矣。《脈訣》云：再再尋之，如太過是中焦盛滿。此浮兼洪緊之象，非浮脈也。其謬如此。

【體象】浮脈唯從肉上行，如循榆莢似毛輕，三秋得令知無恙，久病逢之卻可驚。

【相類】浮如木在水中浮，浮大中空乃是芤，拍拍而浮是洪脈，來時雖盛去悠悠。浮脈輕平是捻蔥，虛來遲大豁然空，浮而柔細方為濡，散是楊花無定蹤。

浮而有力為洪，浮而遲大為虛，虛甚為散，浮而中空為芤，浮而柔細為濡，浮弦芤為革。

【主病】浮脈為陽表病居，遲風數熱緊寒拘，浮而有力多風熱，無力而浮是血虛。

【分部】左寸風眩鼻塞壅，虛遲氣少心煩忡，

關中腹脹促胸滿，怒氣傷肝尺溺紅。肺浮風痰體倦勞，涕清自汗嗽叨叨，關脾虛滿何能食，尺有風邪客下焦。

浮脈主表，有力表實，無力表虛。浮遲風虛。浮數風熱。浮緊風寒。浮緩風濕。浮滑風痰，又主宿食，浮澀氣癖。浮虛傷暑。浮芤失血。浮洪虛熱。浮散勞極。浮濡陰虛。浮微虛劇。浮短氣病。浮弦痰飲。浮促癥疽。

【貫釋】浮脈主肌表經絡之病。浮而有力為風、為表熱、為脹、為喘、為痞、為滿不食；浮而無力為少氣、為倦怠、為少食、為表虛。左寸浮，傷風、發熱、頭痛、目眩，以及風痰。浮而虛遲，心氣不足，心神不安；浮而散，心氣耗而虛煩；浮而洪數：心經熱。關浮腹脹；浮而數，風熱入肝經；浮而促，怒氣傷肝，心胸逆滿。

尺浮膀胱風熱，小便赤澀；浮而芤，男子小便血，婦人血崩、帶下；浮而遲，冷疝，臍下痛。右寸浮而有力，肺感風寒，咳喘清涕；浮而無力，自汗勞倦；浮而洪，肺熱咳；浮而遲，肺寒喘嗽。關浮無力，脾虛中滿，不食；浮大有力或澀，為宿食；浮而遲，脾胃虛。尺浮而虛，元氣不足；浮而數，下焦風熱，大便秘。

【先哲格言】李士材云：肺掌秋金天地之氣，至秋而降。況金性重而下沉，何以與浮脈相應耶？不知肺金雖沉，而所主者實陽氣也，乃自清濁肇分。天以氣運於外而攝水，地以形居中而浮於水者也。是氣也，即天之謂也。人形象天，故肺主氣，外應皮毛，陽為外衛，非皮毛乎？此天之象也；其包裹骨肉臟腑於中，此地之象也；血行於皮裏肉腠，晝夜周流無端，此水之象也。合三者而觀，非水浮地，天攝水，地懸於中乎？所以聖人作《易》，取金為氣之象，蓋大氣至清至剛至健，屬乎金者也。非至剛不能攝此水，非至健不能運行無息，以舉地之重。故以氣屬金，厥有旨哉！

吳鶴皋云：瘦人得浮脈，三部相得曰肌薄；肥人得之，未有不病者也。

【參治活法】凡始病而脈不浮，久病而脈反浮者，此中氣不足，不能內守，反見虛痞之候，藥忌攻伐，宜用溫補。有寸關俱浮，尺遲弱者，謂陽浮陰弱，營氣不足，血少之病也。

如傷寒以尺寸俱浮為太陽經受病，但以指下有力為有餘之客邪。然太陽本經風寒之邪感之，有營衛之分，以浮緩為風邪傷衛，浮緊為寒邪傷營，用藥有麻黃湯、桂枝湯之別。陽明腑熱攻脾，脈雖浮

大，心下反硬者，急下之，從證不從脈也。其在三
陰證，無浮脈，唯陰盡復陽厥癒，足溫而脈浮者，
皆為癒證。故太陰例有手足溫，身體重，而脈浮
者；少陰例有陽微陰浮者；厥陰例有脈浮為欲癒，
不浮為未癒者。要知陽病浮遲，兼見裏證，合從陰
治。陰病脈浮，證顯陽回，合從陽治。而詳證辨
脈，纖毫難忽也。

‖ 沉脈（陰）‖

【經論】沉脈重手按之筋骨乃得。（叔和《脈
經》）如石投水，必極其底。

【發明】沉脈法地，有淵泉在下之象，水行之
性次重，故附地而在下也。如石投水，形容脈沉下
之狀。

按：沉之為義，如石之沉水底也。其脈近在筋
骨，非重按不可得，有深深下沉之勢。

沉脈主裏而司令在冬，是腎水之脈也。又曰
石，亦謂營者，言其脈氣之來沉以搏，來去清白，
平脈也。太過則如彈石，按之益堅，病在外也；不
及則氣來虛微，去如數者，病在中也。病在外為解
㑊，為脊脈痛，少氣，不欲言也；病在中為心懸如

病饑，朒中清，脊中痛，少腹滿，小便變也。

【辨誤】楊氏曰：如綿裹砂，內剛外柔。審度名義，頗不相戾。《脈訣》云：緩度三關，狀如爛綿，則是弱脈，而非沉脈矣。若緩度三關尤不可曉，但沉有緩數及各部之診，豈止在關部乎？而《脈訣》乃高陽生所編，假王叔和之名，其中舛錯甚多。元末戴同文刊《脈訣》之誤，行世已久。今之庸醫仍傳誦為家秘，其錯誤不殺人者幾稀矣。

【體象】水行潤下脈來沉，筋骨之間軟滑勻，女子寸兮男子尺。四時如此號為平。

【相類】沉幫筋骨自調勻，伏則推筋著骨尋，沉細如綿真弱脈，弦長實大是牢形。

沉行筋間，伏行骨上，牢大有力，弱細無力。

【主病】沉潛水畜陰經病，數熱遲寒滑有痰，無力而沉虛與氣，沉而有力積並寒。

【分部】左寸沉寒痰飲心，關沉痃癖伏寒疼，尺寒腎感腰陰痛，血結（女）精寒便濁頻（男）。右寸虛喘緊滑嗽，細兼寒熱骨蒸皮，關寒中滿吞酸飲，尺水腰疼冷腹臍。

沉脈主裏，有力裏實，無力裏虛。沉則為氣，又主水畜。沉遲痼冷。沉數內熱。沉滑痰食。沉澀氣鬱。沉弱寒熱。沉緩寒濕。沉緊冷痛。沉牢冷

積。沉伏霍亂。沉細少氣。沉弦癖痛。

【貫釋】沉雖屬裏為陰，有陽虛陰盛、有陽鬱內伏、有熱極似陰，其要在有力無力大小之別。

如陽氣衰弱，不能統運營氣於表，則陰寒。脈沉而遲，按之衰少無力者，為虛、為寒、為厥逆、為洞泄、為少氣、為痼冷。

如陽氣鬱伏，寒邪在外，不能升衛氣於外，故脈沉，按之有力不衰者，為實、為氣、為水、為停飲、為癥癖、為脅脹、為瘀積也。左寸沉，心內寒邪為痛，胸中寒飲脅疼。關沉，伏寒肝經，兩脅刺痛，沉弦，痃癖內痛。尺沉，腎臟感寒，腰背冷痛，小便濁而頻，男為精冷，女為血結；沉而細脛酸、陰癢、溺有餘瀝。右寸沉，肺冷寒痰停蓄，虛喘少氣；沉而緊滑，咳嗽；沉細而滑，骨蒸寒熱，皮毛焦乾。關沉，胃中寒積，中滿吞酸；沉緊懸飲。尺沉，病水，腰腳疼；沉細，下利，又小便滑，臍下冷痛。

【先哲格言】按腎之為臟，配坎應冬，萬物蟄藏，陽氣下陷，烈為雪霜，故脈主沉，陰而居裏。若誤與之汗，則如飛蛾出而見湯矣。此叔和入理之微言，後世之司南也。

李士材云：大凡證既不足，憑當參之脈理，脈

又不足，憑當取諸沉候。彼假證之發現，皆在表也，故浮取脈而脈亦假焉。真證之隱伏，皆在裏也，故沉候脈而脈可辨耳。脈辨已真，猶未敢恃，更察稟之厚薄，症之久新，斟酌施治。

吳鶴皋云：傷寒陽證，兩寸沉曰難治；平人兩寸沉曰無陽，必艱於壽。

【參治活法】夫傷寒以尺寸俱沉，為少陰經證。若始病不發熱、不頭痛，而手足厥冷脈沉者，此直中陰經寒證也。若先曾發熱、頭疼、煩擾，至五七日而變手足厥冷，煩躁不寐而脈沉者，此厥深熱亦深，陽邪陷陰之熱證也。有始本陽邪，因汗下太過，而脈變沉遲者，此陽熱去而陰寒虛證也。

有太陽證下早，胸膈痞硬，而關脈沉細緊者，此表邪內陷陽分結胸也；若能食，自利，乃陽邪下陷陰分臟結也。有少陰病，自利清水，口乾，腹脹，不大便，而脈沉者，此熱邪陷於少陰也。

有少陰病始得之，反發熱而脈沉者，麻黃附子細辛湯溫之，是少陰兼太陽，即兩感也。此與病發熱，頭疼，脈反沉，身體痛，當溫之，以四逆湯之法似是而實不同也。有寸關俱浮而尺中沉遲者，此陽證夾陰之脈也。凡傷寒、溫熱、時疫、感冒，得汗後脈沉者，此為將癒之脈，非陽病見陰之脈也。

假如內外有熱，而脈來沉伏，不數不洪，指下澀小急疾，無論傷寒雜病發於何時，皆為伏熱，不可以沉伏而誤認陰寒之病也。

‖ 遲脈（陰）‖

【經論】遲脈一息三至，去來極慢。（《脈經》）

【發明】遲為陰盛陽衰，故脈來不及。陰盛則臟腑氣虛而元陽衰，故虛寒之諸症作焉。當峻補其陽，經謂「益火之原，以消陰翳」也。

按：遲之為義，遲滯而不能中和也。脈以一息四至為和平，遲則一息三至，氣不振發，行不如度，故曰屬陰。

【辨誤】遲脈之象，上、中、下候皆至數緩慢。《脈訣》云：重手乃得，有沉無浮。此是沉脈，而非遲脈矣。遲來一息三至，甚為易見，而云隱隱，是微脈，而非遲脈矣。又云狀且難，是澀脈，而非遲脈矣，其謬如此。

按：遲脈與緩脈絕不相類，遲以至數不及為義，緩以寬縱得名。故遲脈三至，遲滯不前；緩脈四至，寬緩和平。然則二脈迥別，又安可混哉？以

李瀕湖之通達，亦云小快於遲作緩，持以至數論緩脈，是千慮之一失也。

【體象】遲來一息至唯三，陽不勝陰氣血寒，但把浮沉分表裏，消陰須益火之源。

【相類】脈來三至號為遲，四至因而作緩持，遲細而難知是澀，浮而遲大以虛推。

三至為遲，二至為敗，一息一至，陽氣將絕，不可救也。有歇止為結，遲甚為散，浮大遲軟為虛，不流利為澀。

【辨誤】李瀕湖言遲而有力為細，無力為澀。但細有遲數之別，澀有參伍不調之象，豈可以遲之有力無力為細為澀哉？宜正之。

【主病】遲司臟病或多痰，沉痼癥痕仔細看，有力而遲為冷痛，遲而無力定虛寒。

【分部】寸（左）遲寒慘少精神，（關）肢冷筋拘肝脅疼，左尺腎虛兼便濁，女人月信杳無音。（右）肺遲氣短涕清痰，冷積傷脾在右關，少腹寒疼腰腳重，溲便不禁尺中寒。

遲脈主臟，有力冷痛，無力虛寒。浮遲表寒，沉遲裏寒，遲澀血少，遲緩濕寒。

【貫釋】遲為陰盛陽虧之候，為寒為不足。人迎主寒濕外襲，氣口主積冷內滯，在寸為氣不足，

在尺為血不足，氣寒則縮，血寒則凝也。

左寸遲，心寒，精神多慘；關遲筋寒急，手足冷，脅下痛；尺遲腎虛，便濁，女人不月。

右寸遲，肺感寒，冷痰，氣短；關遲中焦寒，脾胃傷冷物，不食，沉遲為積；尺遲為臟寒，泄瀉，少腹冷痛，腰腳重。

【先哲格言】李士材云：五臟為陰，遲亦為陰，是以主臟。陰性多滯，故陰寒之證，脈必見遲也。正如太陽隸於南陸，則火度而行數；隸於北陸，則水度而行遲。即此可以徵陰陽遲速之故矣。

《難經》曰：遲者，臟也。又曰：遲則為寒。

《傷寒論》亦曰：遲為在臟，以陽氣伏潛，不能健行，故至數遲耳。其所主病與沉脈大約相同，但沉脈之病為陰逆而陽鬱，遲脈之病為陰盛而陽虧，沉則或須攻散，遲則未有不大行溫補者也。

王叔和云：一呼一至曰離經，二呼一至曰奪精。三呼一至曰死，四呼一至曰命絕。此損之脈也。一損損於皮毛，二損損於血脈，三損損於肌肉，四損損於筋，五損損於骨。是知脈之至數愈遲，此時正氣已無，陰寒益盛，不過燼燈之餘焰，有不轉眼銷亡者乎？

【參治活法】遲雖為陽氣不敷，營氣自和之

象，然亦有熱邪內結，寒氣外鬱，而見氣口遲滑作脹者。詎可以遲脈概為之寒乎？如傷寒陽明證，脈遲，微惡寒，而汗出多者，為表未解，脈遲，頭眩，腹滿者不可下。

有陽明病脈遲有力，汗出，不惡寒，身重，喘滿，潮熱便硬，手足漐然汗出者，為外欲解，可攻其裏。又太陽病，脈浮，因誤下而脈遲，胸膈痛而為結胸。以上皆脈遲，皆熱邪內結之驗也。

‖ 數脈（陽）‖

【經論】數脈一息六至（《脈經》），脈流薄疾（《素問》）。

【發明】數為陽盛陰衰，熱邪流薄於經絡，故脈來太過。陽盛則臟腑熱極而真陰衰，故陽極燥熱之諸症作矣。當瀉其陽而補其陰，《經》謂「壯水之主，以鎮陽光」也。

按：數之為義，躁急而不能中和也。一呼脈再至，一吸脈再至，呼吸定息，脈來四至，乃和平之準。五至無痾，閏以太息，亦和平之準也。此經脈周流，恒常之揆度。若一息六至，豈非越其常度耶？氣行速疾，故曰屬陽。

【辨誤】浮、沉、遲、數，脈之綱領，《素問》《脈經》皆為正脈。《脈訣》立七表八裏，而遺數脈，止歌於心臟，其妄甚矣。

【體象】數脈息問常六至，陰微陽極必狂煩，浮沉表裏分虛實，唯有兒童作吉看。

【相類】數比平人多一至，緊來如數似彈繩，數而時止名為促，數見關中動脈形。

六至為數，七至為極，滑氏謂疾，熱極之脈也。八至為脫，陽極陰衰，當急瀉其陽而峻補其陰。一息九至，《難經》謂死，陽氣已絕，不可救也。數而弦急為緊，數而流利為滑，數而有止為促，數獨見於關中為動。

【主病】數脈為陽熱可知，只將君相火來醫，實宜涼瀉虛溫補，肺脈秋深卻畏之。

【分部】寸（左）數咽乾口舌瘡，關中目赤淚汪汪，耳鳴口苦皆肝熱，在尺陰虛溺亦黃。（右寸）吐紅咳嗽肺癰瘍，關部吞酸胃火傷，右尺數來大便澀，腸風熱病見紅殃。

數脈主腑，有力實火，無力虛火，浮數表熱，沉數裏熱，細數陰虛，氣口數實肺癰，數虛肺痿，數堅蠱毒。

【貫釋】數為陽盛陰弱之候，為火、為熱、為

風熱結痰。左寸數，心經熱，為煩滿，為頭疼，上焦火旺；關為肝熱，目赤；尺數小便赤，淋澀，莖中痛。右寸數為肺熱；關為脾熱口臭，胃煩嘔逆；尺數大便澀，有力則為痔、為漏、為腸風便血。寸數氣不足，尺數血不足。

按：《脈經》云：脈來五重為平，而滑氏謂數。一息六至過平脈兩至者，則四至為平脈矣。此櫻寧之一失也。

【先哲格言】李士材云：火性急速，故陽盛之證脈來必數。六腑為陽，數亦為陽，是以主腑。

《難經》曰：數者，腑也。又曰：數則為熱。

《傷寒論》亦曰：數為在腑。此以遲數分陰陽。故即以配臟腑亦不過言其大概耳。至若錯綜互見、在腑有遲、在臟有數，在表有遲，在裏有數，又安可以臟腑二字拘定耶？

王叔和云：一呼再至曰平，三至曰離經，四至曰奪精，五至曰死，六至曰命絕。乃知脈形愈數則受症愈熱。肺部見之為金家賊脈，秋月逢之為克令凶徵。

薛慎庵云：人知數為熱，不知沉細中見數為寒甚，真陰寒證脈常有一息七八至者，盡概此一數字中，但按之無力而散耳，宜深察也。

吳鶴皋云：若嬰童純陽之氣，則七至八至又其常也。不在大人之例。

【參治活法】數為陰衰水弱火旺，炎逆之象也。如瘦人脈數及久病脈數者，皆陰虛火爍血少也。形充氣實之人脈數者，乃痰濕鬱滯經絡而蘊熱也。若無故而脈數者，必生癰疽。凡虛勞失血，咳嗽上氣，多有數脈，但以數大軟弱為陽虛，細小弱數為陰虛，非若傷寒衄血脈大為邪伏於經，合用發散之比。然血症脈宜細小微數者為順，若脈數有熱及實大弦勁急疾者為逆。

如傷寒，以煩躁脈數者為傳經，脈靜為不傳，以分有火無火也。如經盡欲解，脈浮數而按之不芤者，其人不虛，不戰汗出而解也。則知數而按之芤者皆為虛也。如陽明病，脈數為熱當消穀，引食而反吐者，以發汗令陽氣微，膈內虛，脈乃數也。數為客熱，不能消穀，胃中虛冷，故吐。此必數而無力也。又胃反而寸微數者，為胸中冷。又脈陽緊陰數為欲吐；陽浮陰數亦吐；胃反脈數，中氣大虛，而見假數之象也。人見脈數，誤認為熱，殊不知亦有胃虛及陰盛拒陽之故耳。

《經》曰：脈至而從，按之不鼓，諸陽皆然。若病熱而脈數按之不鼓甚者，乃陰盛拒陽於外而致

病，非熱也；或形症似陰而脈按之鼓擊指下者，乃陽盛拒陰而致病，非寒也。

朱丹溪曰：脈數盛大，按之澀，而外有熱證，名曰中寒，乃寒留血脈，外證熱而脈亦數也。

‖ 滑脈（陽中陰）‖

【經論】滑脈往來前卻，流利輾轉，替替然如珠之應指（《脈經》），漉漉如欲脫（時珍）。

【發明】滑為陰氣有餘，故脈往來流利如水而不澀滯。形容其旋轉輕脫之狀也。

愚按：脈者，血之府也。血盛則脈滑，故腎脈宜之；氣盛則脈澀，故肺脈宜之。

張仲景以翕、奄、沉三字狀滑脈者。翕者，合也；奄者，忽也。當脈氣合聚而盛之時，奄忽之間，即以沉去描寫往來流利之狀，極為曲至。仲景恐後人誤認滑脈為沉，故又曰：滑者，緊之浮名也。則知沉為翕奄之沉，非重取，乃得一定之沉也。偽《訣》云：按之即伏。與翕奄之沉何啻千里？又云：不進不退，與滑之象尤為不合。

愚按：沉為純陰，翕為正陽，陰陽和合，故令脈滑，關尺自平。此無病之滑脈也。

【辨誤】《脈訣》云：三關如珠動，按之即伏，不進不退。是不分浮滑、沉滑、尺寸之滑也。

張路玉云：滑者，舉之浮緊，按之滑石。此乃實脈之象，非滑也。夫滑之一字，乃脈流利如珠，有浮滑、沉滑之分，豈可概以舉緊按石之體哉？今並正之。

【體象】滑脈如珠替替然，往來流利卻還前，莫將滑數為同類，數脈唯看至數間。

滑則如珠，數則六至。

【主病】滑脈為陽元氣衰，痰生百病食生災，上為吐逆下畜血，女脈調時定有胎。

【分部】寸滑膈痰生嘔吐，舌酸舌強或咳嗽，當關宿食肝脾熱，渴痢癲癇淋看尺部。

滑主痰飲，浮滑風痰，沉滑食痰，滑數痰火，滑短痰食。滑而浮散，中風癱瘓；滑而浮大，尿則陰痛；滑而沖和，娠孕可決；兩寸滑痰火，一手獨滑半身不遂。

【辨誤】《脈經》曰：關滑胃熱，尺滑血畜。而《脈訣》云：關滑胃寒，尺滑臍似水。與《脈經》之旨相反，其謬如此。

【貫釋】滑為血實氣壅之候，是氣不勝於血也，故主嘔吐、痰逆、宿食、經閉之症也。

左寸滑心經熱痰，滑而實大，心驚舌強；關滑肝熱，頭目為患；尺滑小便淋澀，尿赤，莖中痛。右寸滑痰飲嘔逆，滑而實，肺熱毛髮焦，膈壅咽乾，痰暈目昏，涕唾黏；關滑脾熱，口臭及宿食不化、吐逆，滑實胃熱；尺滑因相火炎上而引飲，臍冷腹鳴，或時下利，婦人主血實氣壅，月事不通，若滑而和勻則為孕矣。

人迎浮滑為風痰，緩滑為中風。氣口滑數為宿食，緩滑為熱中。平人肢體豐盛，六脈軟滑，此濕痰漸積於中外，終日勞役不知倦怠，若安息則重著酸疼矣。

【先哲格言】李士材云：滑脈勢不安定，鼓盪流利，似近於陽，故曰陽中之陰，不腐不化之物象亦如之，故主痰液有物之類為多。凡痰飲、嘔逆、傷食等症皆上中二焦之病，以滑為水物兼有之象也。設所吐之物非痰與食，是為嘔逆，脈必見澀也。溺血經閉，或主淋痢者，咸內有所蓄（血、積）類液、瘀凝類痰，須以意求耳。

【參治活法】《經》云「滑為陰氣有餘」一語，此指陰邪搏陽而言，豈以陰氣有餘，多汗身寒之病便可目為血多？又以滑大之脈牽合無力，豈可誤作內傷元氣乎？此又不可不辨也。

‖澀脈（陰）‖

【經論】澀脈細而遲，往來難，短且散，或一止復來（《脈經》）。參伍不調（《素問》）。如輕刀刮竹（《脈訣》）。如雨沾沙（通真子）。如病蠶食葉（《瀕湖脈學》）。

【發明】澀者，不流利之義。《素問》曰：參伍不調者病。謂其凝滯，而至數不和勻也。

《脈訣》以輕刀刮竹為喻者，刀刮竹則阻滯而不滑也。通真子以如雨沾沙為喻者，謂雨沾金石則滑而流利，雨沾沙土則澀而不利也。時珍以病蠶食葉為喻者，謂其遲慢而艱難也。

按：澀為陽氣有餘，氣盛則血少，故脈寒滯澀澀，而肺脈宜之。

【辨誤】《脈訣》云：指下尋之似有，舉之全無，則是微脈，而非澀脈矣。叔和謂一止復來亦有痹病。蓋澀脈往來遲難，有類乎止而實非止也。又曰細而遲，往來難且散者，乃浮分多而沉分少，有類乎散而實非散也。

【體象】細遲短澀往來難，散止依稀應指間，如雨沾沙容易散，病蠶食葉慢而難。

【相類】參伍不調名曰澀，輕刀刮竹短而難，微似秒芒微軟甚，浮沉不別有無間。

細遲短散時一至曰澀；極細而軟，重按若絕曰散；浮而柔細曰濡；沉而柔細曰弱。

【主病】澀緣血少或傷精，反胃亡陽汗雨淋，寒濕入營為血痹，女人非孕即無經。

【分部】寸澀心虛痛對胸，胃虛脅脹察關中，尺為精血俱傷候，腸結溲淋或下紅。

澀而堅大為有實熱，澀而虛軟虛火炎灼，浮澀表惡寒，沉澀裏燥涸。

【貫釋】澀為氣多血少之候，故主少血、亡血、無汗、傷精血、血痹痛等症也。

左寸澀，心神虛耗不安及冷氣心痛；關澀，肝虛血敗、肋脹脅滿、身痛；尺澀，男子傷精及疝，女子月事虛敗，若有孕，主胎漏不安。

右寸澀，營衛不和，上焦冷痞，氣短臂痛。肺主氣，氣為衛，血為營，肺脈澀乃氣多血少，故曰不和也。關澀，脾弱不食，胃冷而嘔。尺澀，大便澀，津液不足，少腹寒，足脛逆冷。

若先富後貧，脈亦必澀。尺部見澀，艱於子嗣。

【先哲格言】李士材云：一切世間之物，濡潤

者則必滑，枯槁者則必澀。故滑為痰飲，澀主陰衰。理有固然，無足辨者。肺之為臟，氣多血少，故右寸見之為合度之診；腎之為臟，專司精血，故左尺見之為虛殘之候。不問男婦，凡尺中沉澀者，必艱於嗣，正血少精傷之確證也。故女人懷子而得澀脈，則血不足養胎；如無孕而得澀脈，將有陰衰髓竭之憂。杜光庭云：澀脈獨見尺中，形同代為死脈。士材又云：澀脈有外邪相襲，使氣分不利而成滯澀；有衛氣散失，使陽衰不守而成虛澀；有腸胃燥渴，津液亦亡，使血分欲盡而成枯澀。在診之者，是為靈通耳。

【參治活法】澀雖屬血少精傷之候，然亦有宿食、外邪阻滯而見澀者。

《金匱》云：寸口脈浮大，按之反澀，尺中亦微而澀，知有宿食。有發熱頭疼，而見浮澀數盛者，陽中霧露之氣也，霧傷皮腠：濕流關節，總皆脈澀，但兼浮數沉細之不同耳。

‖ 虛脈（陰）‖

【經論】虛脈遲大而軟，按之無力，隱指豁豁然空（《脈經》）。

【發明】虛之為義，中空不足之象，專以軟而無力得名者也。虛之異於濡者，虛則遲大而無力，濡則細小而無力也。虛之異於芤者，虛則愈按而愈軟，芤則重按而仍見也。

【辨誤】《脈經》云：遲大而軟，按之不足，隱指豁豁然空。此言最為合義。雖不言浮字，而云按之豁豁然空，則浮字之義已包含矣。崔紫虛以為形大力薄，其虛可知，但欠遲字之義耳。

《脈訣》云：尋之不足，舉之有餘。是浮脈而非虛脈矣。浮以有力得名，虛以無力取象。有餘二字安可施之虛脈乎？楊仁齋曰：狀似柳絮散慢而遲。滑伯仁曰：散大而軟。二家之言俱是散脈，而非虛脈矣。

愚按：虛脈按之雖軟，猶可見也；散脈按之絕無，不可見也。今並正之。

【體象相類】舉之遲大按之鬆，脈狀無涯類穀空，莫把芤虛為一例，芤來浮大似慈蔥。

虛脈浮大而遲，按之無力；芤脈浮大，按之中空。芤為脫血，虛為血虛。芤散二脈見浮脈。

【主病】脈虛身熱為傷暑，自汗怔忡驚悸多；發熱陰虛須早治，養營益氣莫蹉跎。

【分部】血不營心寸口虛，關中腹脹食難舒，

骨蒸痿痹傷精血，卻在神門兩部居。

神門者，尺部也。《經》曰：血虛、脈虛。曰：氣來虛微為不及，病在內。曰：久病脈虛者，死。

【貫釋】虛為氣血俱虛之候，為暑。左寸為虛煩、為多汗，為恍惚多驚，為小兒驚風。右寸為氣不足，右關為食少，尺脈虛防泄瀉，又主腎怯，兼澀者必艱於嗣。氣口脈大而虛，為內傷於氣；若虛大而時見一澀，為內傷瘀血。

【先哲格言】《脈經》曰：血虛脈虛而獨不言氣虛者，何也？氣為陽，主浮分；血為陰，主沉分。今浮分大，而沉分空，故獨主血虛耳。若夫肺脈見之，又主氣怯者，肺與乾天合德，不浮而沉，氣分欲竭之兆也。

虛脈又主傷暑者，蓋暑為陽邪，其勢足以鑠石流金，干於脾則吐利，干於心則煩心，並於上則頭重，並於下則便秘。其見於脈也，不洪數而反見虛者，因暑性炎熱，使人表氣易泄，故脈必虛耳。

【參治活法】張仲景云：脈虛不可吐；腹滿脈虛復厥者，不可下；脈陰陽俱虛，熱不止者，死。唯癲疾而脈虛可治者，以其神出舍空，可行峻補。若脈實大，為頑痰固結，搜滌不應為難耳。

‖ 實脈（陽）‖

【經論】實脈浮沉皆得，脈大而長微弦，應指愊愊然（《脈經》）。

【發明】實為陽盛有餘，故脈來浮沉皆得大且長而堅實也。愊愊，堅實貌。

【辨誤】《脈訣》言如繩應指來，則是緊脈之形，而非實脈之象矣。夫緊脈之與實脈，雖相類而實相懸，但緊脈弦急如切繩，而左右彈人手，實脈則大且長，三候皆有力也。

【體象】浮沉皆得大而長，應指無虛愊愊強，熱蘊三焦成壯火，通腸發汗始安康。

【相類】實脈浮沉有力強，緊如彈索轉無常，須知牢脈幫筋骨，實大微弦更帶長。

浮沉有力為實，弦急彈人為緊，沉而實大微弦而長曰牢。

【主病】實脈為陽火鬱成，發狂譫語吐頻頻，或為陽毒或傷食，大便不通或氣疼。

《經》曰：血實脈實。曰：脈實者，水穀為病。曰：氣來實強。是謂太過。

【辨誤】《脈經》曰：尺實，小腹痛、小便

難。《脈訣》言尺實，小便不禁，與《脈經》相反。

按：緊脈者，熱為寒束，故其象繃急而不寬舒；實脈者，邪為火迫，故其象堅滿而不和柔。以證合之，以理察之，便昭昭於心目之間。又按：張潔古惑於偽《訣》實主虛寒之說，而遂以薑附施治，此甚不可為訓。或實脈而兼緊者，庶乎相當。苟非緊象，而大溫之劑施於大熱之人，其不立斃者幾稀！以潔古之智，當必是兼緊之治法無疑耳。

【分部】寸（左）實咽疼口舌瘡，（右寸）氣填痰壅目紅睈，（右關）脾宮中滿消中熱，（左）尺實腰腸痛（右尺）便難。

【貫釋】實為三焦氣滿實熱之象。主病皆邪熱蘊蓄有餘之證，故為嘔、為痛、為氣塞、為膜脹、為氣聚、為食積、為利等病也。左寸實，心中積熱、口舌瘡、咽疼痛；實大，頭面熱風，煩躁，體疼，面赤。關實，腹脅痛滿；實而大，肝盛目暗赤痛。尺實，小腹痛，小便澀；實而滑，淋漓莖痛，溺赤；實大，膀胱熱，溺難；實而緊，腰痛。右寸實，胸中熱，痰嗽，煩滿；實而大，肺熱咽燥痛，喘嗽氣壅。關實，伏陽蒸內，脾虛食少，胃氣滯；實而大，脾熱消中，善饑，口乾，勞倦。尺實，臍

下痛，便難，或時下利。

【先哲格言】李士材云：脈實必有大邪大熱，大積大聚，故《經》云血實脈實，又云氣來實強，是謂太過。由是測之，皆主實熱。其所主病大約與數脈相類，而實則過之，以其蘊蓄之深也。

吳鶴皋云：實而靜，三部相得，氣有餘；實而躁，三部不相得，裏有邪也，當下之。若一部獨實，必辨臟而責之。婦人尺中實有孕。

【參治活法】傷寒陽明病，不大便而脈實，宜下之。下後脈實大，或暴微欲絕，熱不止者，死。厥陰病，下利，脈實者，下之，死。若消癉、鼓脹、堅積等病，皆以脈實為可治。若泄而脫血，及新產驟虛，久病虛羸，而得實大之脈者，為難治。

‖ 長脈（陽）‖

【經論】長脈不大不小，迢迢自若（朱氏），如循長竿末梢為平，如引繩、如循長竿為病（《素問》）。

【發明】長脈在時為春，在人為肝，肝主春生之令，天地之氣至此而發舒。《素問》曰：平人脈長有神。此氣治而無病也。若病人脈長，病雖甚而

尚可治也。

按：長而和緩，即合春生之氣，而為健旺之徵；長而硬滿，即屬火亢之形，而為疾病之應。

【體象相類】過於本位脈名長，弦則非然但滿張，弦脈與長爭較遠，良工測度自然量。

實、牢、弦、緊皆兼長脈。

【主病】長脈迢迢大小勻，反常為病似牽繩，若非陽毒癲癇病，即是陽明熱勢深。

長洪癲狂病，長搏陽明病，長軟滑氣治，長堅搏氣病，上部主吐，中部主飲，下部主疝，女人左關獨長多淫欲，男子兩尺修長多春秋。

《內經》曰：心脈搏堅而長，病舌捲不能言。《脈經》云：腎脈搏堅而長，其色黃而赤，當病折腰。此非以長為病，以搏堅相合為病也。

【貫釋】長為有餘之病，長有三部之長、一部之長。戴同父曰：從尺至關連寸口直過如橫竿之狀，此三部之長；脈過本位，謂或尺或關或寸過於一指之外，此各部之長。若欲知其病，則必於浮、沉、遲、數、大、小之間求之；若不大、不小、不浮、不沉、不遲、不數，則氣治而無病也。《經》曰：長則氣治。此平脈也。大概常人、病人脈長為吉，深則長壽脈也。尺脈長，蒂固根深；心脈長，

神氣強壯。滑伯仁曰：長為氣血皆有餘也，為陽毒內蘊，三焦煩鬱為壯熱。

【先哲格言】李士材云：過於本位名為長脈，久久審度，而知其必不然也。寸而上過則為溢脈，寸而下過即為關脈；關而上過即屬寸脈，關而下過即屬尺脈；尺而上過即屬關脈，尺而下過即為覆脈。由是察之，然則過於本位理之所必無，而義之所不合也。唯其狀如長竿，則直上直下，首尾相稱，非若他脈之上下參差，首尾不勻者也。

‖ 短脈（陰）‖

【經論】短脈不及本位（《脈訣》），應指而回，不及滿部（《脈經》）。

【發明】戴同父曰：短脈只見尺寸，若關中見短，上不通寸，下不通尺，是陰陽絕脈，必死矣。故關不診短。黎居士云：長短未有定體，諸脈舉按之間過於本位者為長，不及本位者為短。長脈屬肝，宜於春；短脈屬肺，宜於秋。但診肝肺長短自見，故知非其時非其部。凡得短脈，必主氣血損之症。《脈訣》指為氣壅者，何也？潔古至欲以巴豆神藥治之，良不可解。

【辨誤】《脈訣匯辨》謂短脈澀小之狀。此是澀脈，非短也。短有滑短痰食，豈可止以澀小為短形？高陽生偽《訣》謂中間有兩頭無，則不言尺寸。據其說則斷絕不通矣。夫脈以貫通為義，若使上下不貫通，則為陽絕陰絕，俱為必死之脈。豈有一見短脈，遂致危亡之理乎？故戴同父亦悟及於此，而云關不診短，極為有見。然尺與寸短，依然落於陰絕陽絕矣。殊不知短脈非兩頭斷絕也，特兩頭俯而沉下，中間突而浮起，仍自貫通者也。

【體象相類】兩頭縮縮名為短，澀短遲遲細且難，短澀而浮秋喜見，三春為賊有邪干。

澀、微、動、結，皆兼短脈。

【主病】短脈唯於尺寸尋，短而滑數酒傷神，浮為血澀沉為痞，寸主頭疼尺腹疼。

【貫釋】《經》曰：短則氣病。短主不及之病。《脈經》曰：浮而短者，營衛不行；沉而短者，臟腑痞塞。滑伯仁曰：短為氣不足以前導其血也。為陰中伏陽，為三焦氣壅，為宿食不消。

【先哲格言】《素問》云：短則氣病。蓋以氣屬陽，主乎充沛。若短脈獨見，氣衰之確兆也。然肺為主氣之臟，偏與短脈相應，則又何以說也。又云：肺之平脈，厭厭聶聶，如落榆莢，則短中自

有和緩之象，氣仍治也。若短而沉且澀，而謂氣不病，可乎？

吳鶴皋云：過於悲哀之人，其脈多短，可以占氣之病矣。

‖ 洪脈（陽）‖

【經論】洪脈指下極大（《脈經》），來盛去衰，來大去長（通真子）。

【發明】洪脈為陽，司令在夏，是心經之脈也。時當朱夏，天地之氣酣滿暢遂，脈者得氣之先，故應之以洪。洪者，大也，以水喻也。又曰鉤者，以木喻也。夏木繁滋，枝葉敷布，重而下垂，故如鉤也。鉤即是洪，名異實同。

《素問》以洪脈為來盛去衰，頗有微旨。反此者病。其氣來盛去亦盛，此謂太過，病在外；其氣來不盛去反盛，此謂不及，病在中。太過則令人身熱而膚痛，為浸淫；不及則令人煩心，上見咳唾，下為氣泄。

【辨誤】詹炎舉謂如環珠者，非也。《脈訣》云：季夏宜之，秋季、冬季發汗、通腸，俱非洪脈所宜。是謬論也。

【體象】脈來洪盛去還衰，滿指滔滔應夏時，若在春秋冬月分，升陽散火莫狐疑。

【相類】洪脈來時拍拍然，去衰來盛似波瀾，欲知實脈參差處，舉按弦長愊愊堅。

洪而有力為實，實而無力為洪。

【主病】洪脈陽盛血應衰，相火炎炎熱病居，脹滿胃翻須早治，陰虛泄痢可愁如。

【分部】寸（左）洪心火上焦炎，（右）肺脈洪時金不堪，（左關）肝火（右關）胃虛關內察，腎虛陰火尺中看。

洪有力實火，洪無力虛火，洪急脹滿，洪滑熱痰，洪數其人暴吐中毒。

【貫釋】洪為榮絡大熱，血氣燔灼之候，故主表裏俱熱，為煩、為咽乾、為大小便不通。左寸洪，心經積熱，眼赤、口瘡、頭痛、內煩；關洪，肝熱，及身熱、四肢浮熱；尺洪，膀胱熱，小便赤澀。右寸洪，肺熱毛焦，唾黏咽乾，洪而緊為喘急；關洪，胃熱嘔吐，反胃咽乾，洪而緊為腹脹；尺洪，腹滿，大便難，或時下血。

【先哲格言】王叔和云：夏脈洪大而散，曰平脈。反得沉濡而滑者，是腎之乘心，水之剋火，為賊邪，死不治。反得大而緩者，是脾之乘心，子之

扶母，為實邪，雖病自癒。反得弦細而長者，是肝之乘心，母之歸子，為虛邪，雖病易治。反得浮澀而短者，是肺之乘心，金之凌火，為微邪，雖病即瘥。蓋洪主陽盛陰虛之病。凡失血泄利，久嗽，久病之人，俱忌洪脈也。

《素問》云：形瘦脈大多氣者，死。又云：脈大則病進。可見形正不與脈相合，均非吉兆。

吳鶴皋云：洪即大也。若得病而脈始大，或久病而脈暴大，此為邪盛。

《經》曰：大則病進是也。若平人三部皆大，往來上下自如，此稟質之厚，亦不在病例。若一部獨大，一手獨大，斯可以占病矣。

【參治活法】若病後久虛，虛勞失血，泄瀉脫元等症，皆氣血精神衰弱，脈亦應細小為是，而反見洪盛之脈者，則危矣。

或平日六部之脈皆洪大實者，謂之六陽脈，乃稟氣使然也；亦有稟雖盛，平日六部脈皆微小者，謂之六陰脈，二者皆稟氣使然，非病脈也。若平日六陽六陰之脈而或變常者，則為病脈也。

脈浮而洪，身汗如油，為肺絕。有屢下而熱勢不解，脈洪不減，謂之壞病，不可救治。洪為陽氣滿溢，陰氣垂絕之脈，故藹藹然如車蓋者，為陽

結。傷寒汗後，脈洪者，死，不治。

‖ 微脈（陰）‖

【經論】微脈極細而軟，按之如欲絕，若有若無（《脈經》），細而稍長。

【發明】微脈之狀，軟而無力，細而難見。古人云：似有若無，欲絕非絕。八字真為微脈傳神。《素問》謂之小氣血微，則脈微。

【體象相類】微脈輕平瞥瞥乎，按之欲絕有如無；微為陽弱細陰弱，細比於微略較粗。

輕診即見，重按如欲絕者，微也。往來如線而常有者，細也。

愚按：世俗未察微脈之義，每見脈之細者，輒以微細二字並稱，是何其言之不審耶？輕取之而如無，故曰陽氣衰；重按之而欲絕，故曰陰氣竭。若細脈則稍稍較大，顯明而易見，非如微脈之模糊而難見也。雖其症所患略同，而其形亦不可不辨。仲景曰：脈瞥瞥如羹上肥者，陽氣微；縈縈如蠶絲者，陽氣衰。長病得之死，正氣將次絕滅；卒病得之生，邪氣不至深重也。

【主病】氣血微兮脈亦微，惡寒發熱汗淋漓，

男為勞極諸虛候，女作崩中帶下醫。

微主久虛血弱之病，陽微惡寒，陰微發熱。《脈訣》云：崩中日久為白帶，漏下多時骨髓枯。

【辨誤】按：滑氏云：浮而微，陽不足，身體惡寒；沉而微，陰不足，臟寒下利。但「沉微」一句，竊有疑焉。微脈按之如欲絕，何得有沉微？若沉細而軟，乃弱脈矣。宜詳審之。

【分部】肺（右）微氣促（左）心驚惕，肝為肢拘胃脹形，尺部帶崩（女）精血弱（男），惡寒消癉痛呻吟。

【貫釋】微為氣血俱虛之候，故主虛弱少氣，泄瀉，虛汗，崩漏敗血不止等症也。左寸微，心虛怵惕，營血不足，頭痛胸痞，虛勞盜汗；關微，胸滿氣乏，四肢惡寒、拘急；尺微，敗血不止，男為傷精尿血，女為血崩帶下。右寸微，上焦寒，痞冷，痰不化，中寒，不足少氣；關微，胃寒氣脹，食不化，脾虛噫氣，心腹冷痛；尺微，臟寒泄瀉，臍下冷痛。

【先哲格言】李士材云：在傷寒症，唯少陰有微脈，他經則無。其太陽膀胱為少陰之腑，才見微脈、惡寒，仲景早從少陰施治，而用附子、乾薑矣。蓋脈微、惡寒，正陽氣衰微所至。

‖ 緊脈（陽）‖

【經論】緊脈來往有力，左右彈人手（《素問》），如轉索無常（仲景），數如切繩（《脈經》），如紉簞線（丹溪）。

【發明】天地肅殺之氣，陰凝收斂，其見脈也為緊。較之於弦，更加挺勁之異。仲景曰：如轉索無常，叔和曰：數如切繩，丹溪曰：如紉簞線。譬如以二股、三股糾合為繩，必旋絞而轉，始得緊而成繩。可見緊之為義，不獨縱有挺急，抑且橫有轉側也。不然左右彈手及轉索諸喻將何所取義乎？時珍曰：緊乃熱為寒束之脈，故急數如此，要有神氣，《素問》謂之急。

【辨誤】《脈訣》云：寥寥入尺來。崔氏言如線，皆非緊狀，或以浮緊為弦，沉緊為牢，亦近似耳。

【體象】舉如轉索切如繩，脈象因之得緊名，總是寒邪來作寇，內為腹痛外身疼。

【相類】見弦、實二脈。

【主病】緊為諸痛主於寒，喘嗽風癇吐冷痰；浮緊表寒鬚髮越，緊沉溫散自然安。

諸緊為寒為痛，人迎緊盛傷於寒，氣口緊盛傷於食，兩手脈緊盛是夾食傷寒，尺緊痛居其腹。若中惡，浮緊邪方熾，而脈無根；咳嗽沉緊，正已虛，而邪方痼，皆主死症。

【分部】寸緊人迎氣口分，當關心腹痛沉沉，尺中有緊為陰冷，定是奔豚與疝疼。

緊洪癰疽，緊數中毒，緊實內脹，緊浮傷寒，緊沉寒積。

【貫釋】緊為邪風搏激，伏於營衛間之候，故為痛為寒。浮緊為傷寒身痛，沉緊為腹中有寒，為風癇。左寸緊，頭痛目眩，舌強；緊而沉，心中氣逆，冷痛。關緊，心腹滿痛，脅疼肋急；緊而盛，傷寒渾身痛；緊而實，痃癖。尺緊，腰腳臍下痛，小便難。右寸緊，鼻塞膈壅；緊而沉滑，肺實咳嗽。關緊，脾腹痛，吐逆；緊而盛，腹脹傷食。尺緊，下焦築痛。

【先哲格言】古稱：熱則筋縱，寒則筋急。此唯熱鬱於內而寒束其外，崛強不平，故作是狀。緊之與遲，雖同主乎寒，遲則氣血有虧，乃脈行遲緩而難前；緊則寒邪凝襲，乃脈行夭矯而搏擊。

愚按：緊為收斂之象，猶天地之有秋冬，故主寒邪；陽困陰凝，故主諸痛。

【參治活法】病人脈陰陽俱緊反汗出者，亡陽也。傷寒脈緊，邪盛未解。

‖ 緩脈（陰中陽）‖

【經論】緩脈去來小快於遲（《脈經》），一息四至（戴氏），如絲在經，不捲其軸，應指和緩，往來甚勻（張太素），如春初楊柳舞風之象（楊玄操），如微風輕颭柳梢（滑伯仁）。

【發明】緩為陽氣初微，故脈遲緩：而司令在四季之末，是脾胃之脈也。陽寸陰尺，上下同等，浮大而軟，無有偏勝者，平脈也。若非其時，即為病脈矣。夫緩而和勻，不浮不沉，不疾不遲，不大不小，不微不弱。意思欣欣，悠悠揚揚，難以名狀者，此真胃氣脈也。故張太素又比之如絲在經，不捲其軸，應指和緩，往來甚勻。蓋土為萬物之母，中氣調和則百疾不生。緩之於脈大矣哉！

《素問》云：其來如水流者，此謂太過，病在外；如鳥之喙，此謂不及，病在中。太過則令人四肢沉重不舉，不及則令人九竅壅塞不通。

【體象】緩脈呵呵四至通，柳梢嫋嫋颭輕風，欲從脈裏求神氣，只在從容和緩中。

【相類】見遲脈。

【主病】緩脈營衰衛有餘，或風或濕或脾虛，上為項強下痿痹，分別浮沉大小區。

【辨誤】《脈訣》云：緩主脾熱，口臭反胃，齒痛夢鬼之病。不關《經》旨，時珍謂其出自杜撰，與緩無干。

【分部】寸（左）緩風邪項背拘，（左）關為風眩（右）胃家虛，尺為濡泄或風閉，腎弱蹣跚足力迂。

浮緩為風，沉緩為濕，緩大風虛，緩細濕痹，緩澀脾虛，緩弱氣虛。

【貫釋】緩為氣血向衰之候，故主風濕痹痛等症，在上為項強，在下為腳弱。心不足則左寸緩，怔忡多忘，亦主項背急痛；關緩風虛眩暈，腹脅氣結；尺緩腎虛冷，小便數，女人月事多。右寸緩，肺氣浮，言語短氣；關緩胃氣弱，若不浮不沉，從容和緩，乃脾家之平脈也；尺緩，下寒腳弱，風氣秘滯，浮緩腸風泄瀉，沉緩小腹感冷。

【先哲格言】《脈經》云：脾王之時，其脈大，呵呵而緩，名曰平脈。反得弦細而長者，是肝之乘脾，木之剋土，為賊邪，死不治；反得浮澀而短，是肺之乘脾，子之扶母，為實邪，雖病自癒；

反得洪大而散者，是心之乘脾，母之歸子，為虛邪，雖病易治；反得沉濡而滑者，腎之乘脾，水之凌土，為微邪，雖病即瘥。

《素問》云：脾者，土也，孤臟以灌四旁者也。善者不可得而見，惡者乃見。是故緩脈不主疾病，唯考其兼見之脈，方可斷其為病也。

仲景云：傷寒脈大為病進，脈緩為邪退。

‖ 芤脈（陽中陰）‖

【經論】芤脈浮大而軟，按之中央空，兩邊實（《脈經》），中空外實如慈蔥。

【發明】芤，慈蔥之名也。《素問》無芤名，崔紫虛云：芤脈何似？絕類慈蔥，指下成窟，有邊無中。

【辨誤】芤脈浮沉二候易見，故曰有邊；中候豁然難見，故曰中空。非中候絕無，若泥為絕無，是無胃氣矣。舊說以為旁實，與芤蔥之義不合。

《脈訣》云：兩頭有中間無，是脈斷絕矣。又言主淋瀝，風入小腸之病，與失血之候相反，誤世不小。

【體象】芤形浮大軟如蔥，舉按易得中央空，

火犯陽經血上溢，熱傷陰絡下流紅。

【相類主病】中空無力乃為芤，浮大而遲虛脈呼，芤更帶弦名曰革，芤為亡血革虛寒。

【分部】寸芤失血病心忪，關芤嘔血腸胃癰，尺部見之多下血，脫肛紅利漏崩中。

【貫釋】芤為失血之候，血脫則氣有餘，血不足則不能統氣於脈，故來虛大中空，若芤之狀也。

左寸芤，主心血妄行，為吐為衄；關芤，主脅間血氣痛，肝虛不能藏血，亦為吐血目暗；尺芤，小便血，女人月事為病。

右寸芤，肺家失血，為衄為嘔；關芤，腸癰下膿血，及嘔血不食；尺芤，大便血。

【先哲格言】戴同父云：營行脈中，脈以血為形。芤脈中空，脫血之象也。

吳鶴皋云：陰去陽存之脈也，主上下出血，遺精，盜汗，各隨所在而論之。

李士材云：衛行脈外，榮行脈中。凡失血之病，脈必中空，故芤主失血。然則芤乃失血虛家之空脈，非畜血積聚之實脈也。諸家以積瘀為診誤矣。

王叔和云：三部脈芤，長病得之生，卒病得之死。愚按：暴失血者，脈必多芤，而謂卒病得之

死，可乎？

‖ 弦脈（陽中陰）‖

【經論】弦脈端直以長（《素問》），如張弓弦（《脈經》），按之不移，綽綽如按琴瑟弦（巢氏），狀若箏弦（《脈訣》），從中直過，挺然指下（《刊誤》）。

【發明】弦之為義，如琴弦之挺直，而略帶長也。弦脈與長脈皆主春令，但弦為初春之象，陽中之陰，天氣猶寒，故如琴弦之端直而挺然，稍帶一分之緊急也。長為暮春之象，純屬於陽，絕無寒意，故如木幹之迢直以長，純是發生氣象也。

弦為陽中伏陰，氣血收斂，故脈來端直似弦，而司令在春，是肝經之脈也。若脈來輕虛以滑者，平；實滑如循長竿者，病；勁急如新張弓弦者，死。池氏曰：弦緊而數勁為太過，張緊而細為不及。太過則令人善怒，忽忽眩冒而癲疾；不及則令人胸痛引背，下則兩脅胠滿。

【辨誤】《脈訣》云：時時帶數曰弦。又云：脈緊狀牽繩，則是緊脈，非弦脈矣。而方谷又謂：弦即數也，數即弦也。有弦之處，而無數之句，皆

非弦脈，不合經旨，今並正之。

【體象】弦脈迢迢端直長，肝經木旺土應傷，怒氣滿胸常欲叫，翳矇瞳子淚淋浪。

肝屬氣，脾屬土。若氣行盛，則土行受氣行之侵，髮鬆而不堅。肝氣旺則脾土為肝氣壅塞而不舒，則飲食少而胃氣衰矣。

【相類】弦來端直似絲弦，緊則如繩左右彈，緊言其力弦言象，牢脈弦長沉伏間。又見長脈。

蔡西山曰：陽搏陰為弦，陰搏陽為緊，陰陽相搏為動，虛寒相搏為革，陰陽分離為散，陰陽不續為代。

【主病】弦應東方肝膽經，飲痰寒熱瘧纏身，浮沉遲數須分別，大小單雙有重輕。

【分部】寸弦頭痛膈多痰，寒熱癥瘕察左關，關右胃寒心腹痛，尺中陰疝腳拘攣。

瘧脈自弦，弦數多熱，弦遲多寒，弦大主虛，弦細拘急，弦激怒氣，弦搏痰飲，弦急疝氣，陽弦頭痛，陰弦腹痛，單弦飲癖，雙弦寒痼。若不食者，肝旺土衰，必難治矣。弦為肝盛之病，浮弦支飲外溢，沉弦懸飲內痛，弦而乍遲乍數者瘧。

【貫釋】弦為血氣收斂，陰伏於陽，肝旺脾傷之象，或經絡間有寒所滯，為痛、為瘧、為痹、為

拘急，及寒熱血虛，盜汗、疝、飲、勞倦等症。關前為陽，關後為陰，陽弦則頭痛，陰弦則腹痛。兩手脈弦為雙，一手脈弦為單，單弦則胸腹痰飲為癖，雙弦則陰寒痼積於內，或脅急疼痛。弦長為積。左寸弦，頭疼心惕，勞傷盜汗，乏力。關弦脅肋痛，痃癖；弦緊為疝瘕、為瘀血：弦小寒癖。尺弦小腹痛，弦滑腰腳痛。右寸弦，肺受寒，咳嗽，胸中有寒痰；關弦脾胃傷冷，宿食不化，心腹冷痛，又為飲；尺弦臍下急痛不安，下焦停水。

【先哲格言】王惠源云：弦脈乃陰伏於內，而陽搏於外，故瘧、痰、寒熱之症多弦；而緊為陽藏於內，陰搏於外，故傷寒、傷食、痛症之脈多見緊也。

戴同父云：弦而軟，其病輕；弦而硬，其病重。

【參治活法】弦脈之診，唯在推求有胃氣與無胃氣。其弦而軟，微帶和緩之象，乃胃氣未乏，是為可治；若弦而勁細，如循刀刃，弦而強直，如新張弓弦，此乃弦無胃氣也，病雖新起亦難醫治。是以虛勞之脈，寸口多數大，尺中弦細搏指者，是謂損脈，雖扁鵲亦難醫。

傷寒以尺寸俱弦為少陽經病，少陽為樞，為陰

陽交界。如弦而兼浮、兼細為少陽之本脈，弦而兼數、兼緩是入腑傳陰之脈象，若弦而兼沉澀微弱是入陰之脈也。

　　傷寒脈弦細，頭痛發熱者，屬少陽。此陽弦頭痛也，痛必見於太陽。陽脈澀，陰脈弦，法當腹中急痛。此陰弦腹痛，病必見於少腹。皆少陽部分耳。少陰病，欲吐不吐，始得之，手足寒，脈弦遲者，此胸中實，當吐之。若膈上有寒飲，乾嘔者，不可吐，急溫之。如此，又不當以兼沉、兼澀概為之陰也。而傷寒以弦遲為胸中實者，詳證合脈，治法活潑，不可固執也。蓋諸病之脈屬邪盛而見弦者，十居二三；屬正虛而見弦者，十居六七。在傷寒表邪全盛之時，中有一部見弦，或兼遲、兼澀，便是夾陰寒之證，客邪雖盛，急宜溫散，而汗下之劑咸非所宜。即非時感冒亦宜體此。至於素有動氣怔忡、寒疝腳氣，種種宿病而挾外感之邪，於浮緊數大之中，委曲尋之而弦象必隱於內，多有表邪脈緊於緊脈之中，按之漸漸減小，總之不甚鼓指，便當弦脈例治。於浮脈之中按之斂直，滑脈之中按之搏指，皆當弦脈例看。於沉脈之中按之引引，澀脈之中按之切切，皆陰邪內伏，陽氣消沉，不能調和百脈而顯弦直之狀，良非客邪緊盛之兆。

如腹痛膨脹，胃反，胸痺，癥瘕，蓄血，中
喝，傷風，霍亂，滯下，中氣鬱結，寒熱痞滿，種
種皆有弦脈，悉由中氣不足，土衰木賊而致。唯以
弦多弦少，以證胃氣之強弱；弦實弦虛，以證邪氣
之盛衰；浮弦沉弦，以證表裏之陰陽；寸弦尺弦，
以證病氣之升沉。無論所患何症，兼見何脈，但以
和緩有神，不乏胃氣，皆為可治也。

‖ 革脈（陰）‖

【經論】革脈弦而芤（仲景），如按鼓皮（丹
溪）。

【發明】恰如鼓皮，外則繃急，浮舉之而弦
急，內則空虛，沉按之而豁然。故浮取於鼓面而已
即得，若按之則虛無物矣。

《甲乙經》曰：渾渾革革至如湧泉，病進而色
弊弊綿綿，其去如弦絕者死。謂脈來渾渾革變，急
如湧泉，出而不反也。觀其曰湧泉，則浮取之不止
於弦大，而且數、且搏、且滑矣。曰弦絕，則重按
之不止於豁然，而且絕無根蒂矣，故曰死也。叔和
以為溢脈，與此不同。

【辨誤】時珍曰：革即芤、弦二脈相合，故均

主失血之候。諸家脈書皆以為牢脈，故或有革無牢，有牢無革，混淆不辨，不知革浮牢沉，革虛牢實，形證皆異也。宜審別之。

【體象主病】革脈形如按鼓皮，芤弦相合脈寒虛，女人半產並崩漏，男子營虛或夢遺。

【相類】見芤、牢二脈。

【貫釋】革為氣血虛寒之候。仲景曰：弦則為寒，芤則為虛。虛寒相搏，其名曰革。男子亡血、失精，女人半產、漏下。《脈經》曰：三部革，長病得之生，卒病得之死。

【先哲格言】李士材云：脈如皮革，表邪有餘而內則不足。唯表有寒邪，故弦急之象先焉；唯中虧氣血，故空虛之象顯焉。男人諸病多由精血不足之故，女人半產漏下，亦以血驟去，故脈則空也。

吳鶴皋云：此精血遺亡而氣獨守，故主半產漏下，男子遺精。若中風而得之者，陰虛而風勁也；感濕而得此者，土亢而風木承之也。此之謂無胃氣。《經》曰：脈不往來者，死。其斯脈之謂乎？

‖ 牢脈（陰中陽）‖

【經論】牢脈似沉似伏，實大而長；微弦

（《脈經》）。

【發明】扁鵲曰：牢而長者，肝也。仲景曰：寒則牢堅，有牢固之象。沈氏曰：似沉似伏，牢之位也；實大弦長，牢之體也。

【辨誤】《脈訣》不言形狀，但云：尋之則無，按之則有。似依稀彷彿，卻不言實大弦長之形象，是沉脈而非牢脈矣。又云：脈入皮膚辨息難。更以牢為死脈。皆孟浪之語也。

【體象相類】弦長實大脈牢堅，牢位常居沉伏間；革脈芤弦自浮起，革虛牢實要詳看。

牢脈不可混於沉、伏二脈，宜細辨之。沉脈如綿裹砂，內剛外柔，然不必兼大弦也；伏脈非推筋至骨不見其形，在於牢脈既實大，才重按之便滿指有力，以此為別耳。

【主病】寒則牢堅裏有餘，腹心疼痛木乘脾，疝癲癥瘕何愁也，失血陰虛卻忌之。

【辨誤】《脈訣》云：骨間疼痛，氣居於表。池氏以為腎傳於脾。皆謬妄不經。

【貫釋】牢為裏實表虛之象，故主寒實之候。如胸中氣促，木實乘脾，為腹心疼痛，疝癲癥積等症。扁鵲曰：革為虛，牢為實。失血者，脈宜沉細，反沉大而牢者死，虛病見實脈也。

【先哲格言】李士材云：牢脈所主之證，以其在沉分也，故悉屬陰寒；以其形弦實也，故咸為堅積。積之成也，正氣不足，而邪氣深入牢固。心之積名曰伏梁，肝之積名曰肥氣，腎之積名曰奔豚，肺之積名曰息賁，脾之積名曰痞氣，及一切按之應手者曰癥，假物成形者曰瘕，見於肌肉間者曰疝，結於隱辟者曰癖。《經》云：積之始生，得寒乃生，厥乃成積。故牢脈咸主之。若夫失血亡精之人，則內虛而當革脈乃為正象，若反得牢脈，是脈與證反，可以卜短期矣。

吳草廬云：牢為寒實，革為虛寒。

王惠源云：脈體實大，弦長而沉伏，則裏實之病宜之。故虛病見牢脈，則死危必矣。

‖ 濡脈（陰）‖

【經論】濡脈極軟而浮細，如帛在水中，輕手相得，按之無有（《脈經》），如水上浮漚（時珍）。

【發明】李時珍曰：濡，即軟也。帛浮水中，重手按之，隨手而沒；水上浮漚，重按則無，皆形濡脈之象也。

按：濡脈之浮軟與虛脈相類，但虛脈形大，而濡脈形小也；濡脈之細小與弱脈相類，但弱在沉分，而濡在浮分也；濡脈之無根與散脈相類，但散脈從浮大而漸至於沉，濡脈從浮小而漸至於不見也。從大而至沉者全凶，從小而至無者為吉凶相半也。

【辨誤】《脈經》云：輕手相得，按之無有。《脈訣》反言按之似有舉還無。悖戾一至此耶！且按之似有，舉之則還無。是弱脈而非濡脈矣。

【體象】濡形浮細按須輕，水面浮漚力不禁，病後產中猶有藥，平人若見是無根。

【相類】浮而柔細知為濡，沉細而柔作弱持，微則浮微如欲絕，細來沉細近乎微。

浮細如綿曰濡，沉細如綿曰弱，浮而極細如絕曰微，沉而極細不斷曰細。

【主病】濡為亡血陰虛病，髓海丹田暗已虧，汗雨後來蒸入骨，血山崩倒濕浸脾。

【分部】心濡陽微自汗生（左寸），肺虛內熱憎寒侵（右寸），肝經力少脾胃弱，腎慚腸虛泄脫精。

【貫釋】濡為氣血俱虛之象，故主少氣、無血、疲損、自汗、下冷、傷濕痹等症也。左寸濡，

心虛易驚，盜汗短氣；關濡，營衛不和，精神離散，體虛少力；尺濡，男為傷精，女為脫血，小便數，自汗多痁。右寸濡，發熱憎寒，氣乏體虛；關濡，脾弱，不化飲食；尺濡，下元冷憊，腸虛泄瀉。

【先哲格言】李士材云：浮主氣分，浮取而可得，氣猶未敗；沉主血分，沉按而如無，此精血衰敗。在久病、老年之人尚未至於必絕，為其脈與證合也。若平人及少壯暴病見之，名為無根之脈，去死不遠。

‖ 弱脈（陰）‖

【經論】弱脈極軟而沉細，按之乃得，舉手無有（《脈經》）。

【發明】弱乃濡之沉者。《素問》曰：脈弱以滑，是有胃氣；脈弱以澀，是為久病。病後老弱見之順，平人少年見之逆。

【辨誤】《脈訣》云：輕手乃得。李氏譬如浮漚。皆是濡脈，非弱脈也。愚按：《偽訣》誤以濡脈為弱，弱脈為濡，況濡在浮分，而弱在沉分也。其鹵莽特甚！即李氏浮漚之譬，亦踵高陽生之弊，

不可不詳加考據也，宜辨之。

【體象】弱來無力按之柔，柔細而沉不見浮，陽陷入陰精血弱，白頭猶可少年愁。

【相類】見沉脈。

【主病】弱脈陰虛陽氣衰，惡寒發熱骨筋痿，多驚多汗精神減，益氣調營急早醫。

仲景曰：陽陷入陰，故惡寒發熱。又曰：弱主筋，沉主骨，陽浮陰弱，血虛筋急。

【分部】寸（左）弱陽虛（右）肺氣衰，（左）肝經筋痿（右關）胃虛寒，尺部冷疼兼便滑，陰虛陽陷少年難。

柳氏曰：氣虛則脈弱，寸弱陽虛，尺弱陰虛，關弱胃虛。

【貫釋】弱由精氣不足，故脈來萎弱而不振也，故主元氣虛耗，萎弱不前，痼冷、虛熱、泄精、虛汗等症也。左寸弱，陽虛、心悸、自汗；關弱，筋痿無力，婦人主產後客風面腫；尺弱，小便數，腎虛耳聾，骨肉酸疼。右寸弱，身痛多寒，胸中短氣；關弱，脾胃虛，食不化；尺弱，下焦冷痛，大便滑。

【先哲格言】李士材云：浮以候陽，陽主氣分。浮取之而如無，則陽氣衰微，確然可據。夫陽

氣者，所以衛外而為固者也，亦以運行三焦、熱腐五穀者也。故柳氏謂氣虛則脈弱，深得其義。

愚按：弱堪重按，陰猶未絕，若兼澀象，則氣血交敗，生理滅絕矣。

吳鶴皋云：弱主氣血不足，久病羸弱之人多有之。

‖ 散脈（陰）‖

【經論】散脈大而散，有表無裏（《脈經》）；渙散不收（崔紫虛）；無統紀，無拘束，至數不齊，或來多去少，或去多來少，渙散不收，如楊花散漫之象（柳氏）。

【發明】漸重漸無，漸輕漸有，明乎此八字，而散字之象恍然矣。故叔和云：散脈大而散，有表無裏。字字斟酌。崔氏云：渙漫不收。蓋渙漫，即浮大之義，而不收，即無根之義。雖得其大意，而未能言之鑿鑿也。

柳氏云：無統紀，無拘束，至數不齊，或來多去少，或去多來少，渙漫不收，如楊花散漫之象。夫楊花散漫，即輕飄而無根之說也。其言至數不齊，多少不一，則散亂而不能整齊嚴肅之象也。此

又補叔和未備之旨，深得散脈之神者也。

【體象】散似楊花散漫飛，去來無定至難齊，產為生兆胎為墮，久病逢之不可醫。

久病得散脈，乃氣血脫散之象，故主死。

【相類】散脈無拘散漫然，濡來浮細水中綿，浮而遲大為虛脈，芤脈中空有兩邊。

【主病分部】左寸怔忡右寸汗，溢飲左關應軟散，右關軟散胕腫胕，散居兩尺魂應斷。

【貫釋】散為氣血耗散，臟腑氣絕之候。在病脈主虛陽不斂，又主心氣不足，大抵非佳脈也。若兩尺得散脈，乃精神衰憊，魂魄將離而不救也。左寸散，心脈衰而血少，神不安而怔忡作；右寸散，肺氣耗而腠理不固，故自汗。左關軟散，有溢飲在中；右關軟散，脾氣虛而足部胕跗作腫。兩尺軟散，精氣衰敗，無救治。

【先哲格言】戴同父云：心脈浮大而散，肺脈短濇而散，皆平脈也。心脈軟散為怔忡，肺脈軟散為汗出，肝脈軟散為溢飲，脾脈軟散為胕腫，皆病脈也。腎脈軟散、諸病脈代散皆死脈也，古人以代散為必死者，蓋散為腎敗之徵，代為脾絕之徵也。

腎脈本沉，而散脈按之不可得見，是先天資始之根本絕也；脾脈主信，而代脈歇止不愆其期，是

後天資生之本絕也。故二脈獨見均為危殆之候，而二脈交見，尤為必死之符。

《難經》云：散脈獨見則危。

柳氏云：散為氣血俱虛，根本脫離之脈。產婦得之生，孕婦得之墮。

吳鶴皋云：散脈夏令宜之，非其時而得之者，血亡而氣欲去也。

‖ 細脈（陰）‖

【經論】細脈小於微，而常有細直而軟，若絲線之應指（《脈經》）。

【發明】小也，細也，狀如絲也。比之於微，指下猶尚易見，未至於舉按模糊也；《素問》謂之小，王啟玄言如莠蓬，狀其柔細也。

【辨誤】《脈訣》言往來極微。是微反大於細矣，與《經》旨相背。

【體象】細來累累細如絲，應指沉沉無絕期；春夏少年俱不利，秋冬老弱卻相宜。

【相類】見微、濡。

【主病】細脈縈縈血氣衰，諸虛勞損七情乖，若非濕氣侵腰腎，即是傷精汗泄來。

【分部】寸細應知嘔吐頻，入關腹脹胃虛形，尺逢定是丹田冷，泄痢遺精號脫陰。

【貫釋】細為血冷氣虛不充之候，乃元氣不足，乏力無精，內外俱虛冷，痿弱洞泄，為憂勞過度、為傷濕、為積、為痛在內及在下。

【先哲格言】李士材云：細脈、微脈俱為陽氣衰殘之候。夫氣主煦之，非行溫補，何以復其散失之元乎？嘗見虛損之人脈已細而身常熱，醫者不究其元而以涼劑投之，何異於惡醉而強酒？遂使真陽散敗，飲食不進，上嘔下泄，是速之使斃耳。

《素問》云：壯火食氣，少火生氣。人非少火，無以運行三焦，熟腐五穀。

未徹乎此者，安足以操司命之權哉？然虛勞之脈，細數不可並見，並見者必死。細則氣衰，數則血敗，氣血交窮，短期將至矣。

王叔和云：細為血少氣衰，有此證則順，否則逆。故吐衄得沉細者生，憂勞過度者，脈亦多細，為自戕其氣血也。春夏之令，少壯之人俱忌細脈，謂其不與時合不與形合也。秋冬之際，老弱之人不在禁忌之例。

按：微、細二脈或有單指陽衰，或有單指陰竭，或有兼陰陽，而主病則非畫一之論矣。大都浮

而微者屬之陽分，則見自汗、氣急等症；沉而細者
屬之陰分，則見下血、血痢等症。

吳鶴皋云：細即小也，病為不足。若無病，人
兩手三部皆小，往來上下皆從，此稟質之清，不在
病例。若一部獨小、一手獨小曰病，乍大乍小曰邪
祟。

‖ 伏脈（陰）‖

【經論】伏脈重按著骨，指下裁動（《脈
經》），脈行筋下（《刊誤》）。

【發明】伏之為義，隱伏而不見之謂也。浮、
中二候絕無影響，雖至沉候亦不可見，必推筋至
骨，方始得見耳。

【辨誤】《脈訣》云：尋之似有，定息全無。
是中候見形矣，殊為舛謬。

【體象】伏脈推筋著骨尋，指間裁動隱然深，
傷寒欲汗陽將解，厥逆臍疼證屬陰。

【相類】見沉脈。

【主病】伏為霍亂吐頻頻，腹痛多緣宿食停，
蓄飲老痰成積聚，散寒溫裏莫因循。

【辨誤】《脈訣》云：徐徐發汗。潔古以附子

細辛麻黃湯主之，皆非也。

【分部】食氣鬱胸雙寸伏，欲吐不吐常兀兀，當關心腹痛沉沉，關後疝癩還破腹。

伏而數熱厥，亢極而兼水化也；伏而遲寒厥，陰極而氣將絕也。

【貫釋】伏為陰陽潛伏，關膈閉塞之候，故主積聚、疝瘕、食壅、霍亂、水氣及諸痛之甚，為營衛氣閉而厥逆。關前得之為陽伏，關後得之為陰伏。左寸伏，心氣不足，神不守常，沉憂抑鬱；關伏血冷，腰腳痛，及脅下有寒氣；尺伏，腎寒精虛，疝瘕寒痛。右寸伏，胸中氣滯，寒痰冷積；關伏，中脘積塊作痛，及胃中停滯；尺伏，臍下冷痛，下焦虛寒，腹中痼冷。

【先哲格言】李瀕湖云：傷寒一手脈伏曰單伏，兩手脈伏曰雙伏，不可以陽證見陰脈為診，乃火邪內鬱，不得發越，陽極似陰，故脈伏，必有大汗而解，正如久旱將雨，六合陰晦，雨後庶物皆蘇之義。又有夾陰傷寒，先有伏陰在內，外復感寒，陰盛陽衰，四肢厥逆，六脈沉伏，須投薑附，及灸關元，脈乃復出也。若太谿、衝陽皆無脈者，必死。

劉元賓云：伏脈不可發汗，為其非表脈也。

‖ 動脈（陽）‖

【經論】動乃數脈，見於上下，無頭尾，如豆大，厥厥動搖（《脈經》）。

【發明】動脈厥厥動搖，急數有力，兩頭俯下，中間突起，與短脈相類。但短脈為陰，不數不硬不滑也。動脈為陽，且數且硬且滑也。

王宇泰曰：陽升陰降，二者交通，上下往來，於尺寸之內方且沖和安靜，焉睹所謂動者哉？唯夫陽欲降而陰逆之，陰欲升而陽逆之，兩者相搏，不得上下，擊鼓之勢，隴然高起，而動脈之形著矣。此言不啻與動脈寫照。

【辨誤】《脈訣》言：尋之似有，舉之還無。是弱脈而非動脈矣。又曰：不離其處，不往不來，三關沉沉。皆含糊謬妄，殊非動脈。

詹氏言：其形鼓動如鉤如毛者，則混於浮大之脈，尤謬也。

【體象】動脈搖搖數在關，無頭無尾豆形團，其原本是陰陽搏，虛者搖兮勝者安。

【主病】動脈專司痛與驚，汗因陽動熱因陰，或為泄痢拘攣病，男子亡精女子崩。

【貫釋】仲景曰：動則為痛為驚。《素問》

曰：陰虛陽搏謂之崩。又曰：婦人少陰脈動甚者，妊子也。滑氏謂虛勞體倦，為崩漏，為泄痢。

【先哲格言】仲景云：陰陽相搏，名曰動。陽動則汗出，分明指左寸之心，汗為心液；右寸之肺，肺主皮毛而司腠理，故汗出也。又云：陰動則發熱，分明指左尺見動，為腎水不足；右尺見動，謂相火虛炎，故發熱也。因是而知，舊說言動脈只見於關上者，非也。

成無己云：陰陽相搏而虛者動，故陽虛則陽動，陰虛則陰動。以關前為陽，主汗出；關後為陰，主發熱，豈不精妥？而龐安常強為之說云：關前三分為陽，關後三分為陰，當關位半陰半陽，故動隨虛見。是亦泥動脈只見於關之說也。

吳鶴皋云：陰固於外，陽戰於內，故有此脈。陰陽之乖戾可知矣。

‖ 促脈（陽）‖

【經論】促脈來去數，時一止復來（《脈經》），如蹶之趨，徐疾不常。

【發明】促之為義，於急促之中，時見一歇止，為陽盛之象也。黎氏曰：如蹶之趨，徐疾不

常，深得其義。叔和曰：促脈來去數，時一止復來，亦頗明快。愚按：數止為促，緩止為結，促結之止無常數。

【辨誤】《脈訣》乃云：並居寸口。已非促脈之義，且不言時止者，猶為瞶瞶矣。

【體象】促脈數而時一止，此為陽極欲亡陰，三焦鬱火炎炎盛，進必無生退可生。

【相類】見代脈。

【主病】促脈唯將火病醫，其因有五細推之，時時喘咳皆痰積，或發狂斑與毒疽。

【貫釋】促主陽獨盛，而陰不能相和之象。或怒逆上，亦令脈促，故主氣粗狂悶及瘀血發狂等症。凡氣、血、食、飲、痰五者，蓋先以氣熱脈數，而五者之中或一有留滯乎其間，則陽氣壅促，是脈因而為之促，非惡脈也。雖然加則死，退則生，亦可畏也。

【先哲格言】李士材云：人身之氣血，貫注於經脈之間者，刻刻流行，綿綿不息。凡一晝夜當五十營，不應數者名曰狂生，其應於脈之至數者，如鼓應桴，罔或有忒也。

臟氣乖違，則稽留凝泣，阻其運行之機，因而歇止者，其止為輕。若真元衰憊，則陽弛陰涸，失

其揆度之常，因而歇止者，其止為重。

然促脈之故，得於臟氣乖違者十之六七，得於真元衰憊者十之二三。

或因氣滯，或因血凝，或因痰停，或因食壅，或外因六氣，或內因七情，皆能阻遏其運行之機，故雖當往來急數之時，忽見一止耳。如止數漸稀，則為病瘥；止數漸增，則為病劇。所見諸症，不出血凝氣滯。更當與他脈相參耳。

‖ 結脈（陰）‖

【經論】結脈往來緩，時一止復來（《脈經》）。

【發明】結而不散，遲滯中時見一止也。古人譬諸徐行而怠，偶躓一步，可為結脈傳神。

按：運行之機緘不利，則脈應之而成結。仲景云：累累如循長竿曰陰結，藹藹如車蓋曰陽結。叔和云：如麻子動搖，旋引旋收，聚散不常者曰結，主死。夫是三者，雖同名為結，而義實有別。浮分得之為陽結，沉分得之為陰結，止數頻多，參伍不調，為不治之證。由斯測之，結之主證，未可以一端盡也。

【辨誤】《脈訣》云：或來或去，聚而卻還。

律以緩時一止之義，全無相涉，與結脈無干，宜辨之。

【體象】結脈緩而時一止，獨陰偏盛欲亡陽，浮為氣滯沉為積，汗下分明在主張。

【相類】見代脈。

【主病】結脈皆因氣血凝，老痰結聚苦沉吟，內生積聚外癰疽，疝瘕為殃病屬陰。

【貫釋】結為陰獨盛，而陽不能相入之象，為癥結、為七情所鬱，浮結為寒邪滯結，沉結為積氣在內。凡氣、血、食、飲、痰五者，蓋先以氣寒脈緩，而五者之中或一有留滯於其間，則陰氣結塞，是脈因而為之結也。故仲景謂促結皆病脈也，則近於死可知矣。

【先哲格言】李士材云：熱則流行，寒則停滯，理勢然也。夫陰寒之中，且挾凝結，喻如隆冬天氣，嚴肅流水冰堅也。少火衰弱，中氣虛寒，失其乾健之運，則血氣痰食互相糾纏。浮結者，外有積痛；沉結者，內有積聚。故知結而有力者，方為積聚；結而無力者，是真氣衰弱，違其運化之常，唯一味溫補為正治。

越人云：結甚則積甚，結微則氣微。是知又當以止歇之多寡而斷病之重輕也。

‖ 代脈（陰）‖

【經論】代脈動而中止，不能自還，因而復動（仲景），脈至還入尺，良久方來（吳氏）。

【發明】代，亦歇止之脈。但促、結之止，內有所礙，雖止而不全斷，中有還意；代則止而不還，良久復止，如四時之禪代，不愆其期也。李瀕湖云：促結之止無常數，或二動三動，一止即來；代脈之止有常數，必依數而止，脈至良久方來。

【體象】動而中止不能還，復動因而作代看；病者得之猶可療，平人若見壽相關。

【相類】數而時止名為促，緩止須將結脈呼，止不能回方是代，結生代死自殊途。

【主病】代脈臟衰危惡候，腹疼泄利下元虧，脾敗吐瀉寒不食，三月懷胎不必醫。

【貫釋】代主氣促脹滿，喘急痰涎，及泄痢脫精之候。久病脈代者死。《脈經》曰：代散者死，主泄及便膿血。《內經》曰：代則氣衰。

滑伯仁曰：代主形容羸瘦，口不能言。若不因病而人羸瘦，其脈代止，是一臟無氣，他臟代之，真危亡之兆也。若因病而氣血驟損，以致元氣不

續，或風家、痛家脈見代止，只為病脈。傷寒家亦有心悸而脈代者，腹心痛亦有結澀止代不均。蓋凡痛病而脈見代者，不可準也。又妊娠脈代者，其胎百日代之。生死不可不辨。

【辨診】五十不止身無病，數內有止皆知定，四十一止腎臟衰，三十一止肝氣盡，二十一止脾敗竭，十動一止心脈絕，四五動止肺經傷，死期更參聲色證。兩動一止三日死，三四動止五六日，五六一止七八朝，次第推之自無失。

【先哲格言】脈一息五至，肺心脾肝腎五臟之氣皆足。五十動者，合天地大衍之數也。人之脈息，晝夜循環五臟，脈一動循一臟，五動循五臟，呼吸脈遍週而復始，五十動則循環五臟十次。至而不見止脈者，五臟皆平。今不滿五十動而脈見止，是一臟無氣也。

凡平人一呼脈兩動，一動肺一動心；一吸脈兩動，一動肝一動腎；呼吸之間一息脈五至者，此一動是脾脈也。心與肺在上為陽，主氣呼出也，故云呼出心與肺，又云呼因陽出也。肝與腎在下為陰，主氣吸人也，故云吸人腎與肝，又云吸隨陰人也。脾雖不主呼吸，其位居心肺肝腎之中，唯受穀氣，故脈動在四臟呼吸兩界之間，故平人脈一息五至

也。假如一呼一吸脈四動，初動肺，二動心，三動脾，四動肝而止，良久卻復來動者，乃從肺來也，是不至者腎也。

《難經》曰：脈不滿五十動而一止，腎臟先衰，謂吸不能至腎，至肝而還，故知一臟無氣，腎氣先絕也。

《脈經》曰：不滿五十動一止者，五歲死；四十動而一止者，一臟無氣，四歲死；三十動而一止者，二臟無氣，三歲死；二十動而一止者，三臟元氣，二歲死；十動而一止者，四臟無氣，歲中死。

吳氏注曰：腎氣絕，期應四年而死。三十動而見止者，是知腎肝二經無氣，期應二年而死。二十動而止者，腎肝脾三臟無氣，期應二年而死。十五動而一止者，腎肝肺心四臟皆元氣，期應一年而亡也。

戴同父曰：《脈經》以四臟無氣歲中死，其言幾臟無氣以分別幾歲之死期，予竊疑焉。《內經》曰：腎絕，六日死；肝絕，八日死；心絕，一日死。果此臟氣絕，又安能待四歲三歲乎？

王惠源曰：夫戴氏引《內經》而正《脈經》之謬。如某臟之氣衰，尚未敗絕而見代者，則死期之歲月從《脈經》斷之。若某臟之氣敗絕而見代者，

則死期之月日從《內經》而斷之。但《內經》原說某臟絕，而《脈經》當作某臟衰弱也。又《脈經》言二十三十動一止，二臟三臟元氣。亦屬舛謬，豈有三臟、四臟無氣能延過三四歲乎？而吳氏不辨，亦依釋而蹈誤也。當以五十動一止者，腎氣衰；四十動一止者，肝氣衰；三十動一止者，脾氣衰；二十動一止者，心氣衰；十動一止者，肺氣衰也。然其中要分衰與敗，以定歲月之死期，庶謂妥當也。大抵五十動者，脈之大要數，必候五十動，不可不及五十動而遽不候也。或問候止從何處數起？曰：得止脈後，即從至脈數起也。但今庸醫唯賴口佞，指到腕臂不候五十動，便云了然，脈既不明，又安能起沉痾乎？

　　愚按：《脈經》云：脈五來一止，不復增減，《經》名曰代；七來一止，不復增減，亦名曰代者。止而有常，如四時更代，而不失其常也。後人以脈來，止而難回曰代；本臟氣絕，他臟代之曰代。夫止而難回，即是止耳，何以言代？本臟氣絕，則他臟必相因而病，代之之說亦難通。學者宜以《脈經》為定論，陰陽驟損之脈也，為氣血虧壞，元氣不續。孕娠三月者多有之，霍亂之候亦有之，此病脈也。他病得此脈者，必死不疑。

‖ 督 脈 ‖

【經論】督脈尺、寸、中央三部俱浮,直上直下。

【經脈】張潔古曰:督者,都也,為陽脈之都綱。《內經》曰:督脈起於下極之腧,並於脊裏,上至風府,入腦上巔循額,至鼻柱,極於上齒縫中齦交穴。

【主病】為外感風寒之邪。王叔和為腰脊強痛,不得俯仰,大人癲病,小兒風癇。《內經》謂:實則脊強反折,虛則頭痛。寸關尺三部皆浮,且直上直下者,為弦長之象,故主外邪。

‖ 任 脈 ‖

【經論】任脈寸口脈緊細實長至關。又曰:寸口邊丸丸。

【經脈】任者，妊也，為陰脈之海也。《內經》謂：任脈起於中極之下，循腹裏，由關元上咽，至承漿下齦交，極目下承泣穴，為陰脈之都綱也。

【主病】男子內結七疝，女子帶下瘕聚。王叔和為少腹繞臍下引陰中痛。又曰：苦腹中有氣，如指上搶心，不得俯仰，拘急。又緊細實長者，中寒而氣結也。寸口丸丸，即動脈也。狀如豆粒，厥厥動搖，故主氣上衝心。

‖ 衝　脈 ‖

【經論】衝脈尺、寸、中央俱牢，直上直下。（牢脈似沉似伏，實大而長微弦，乃三部之脈皆沉有力。直上直下，弦實之象也。）

【經脈】衝脈起於氣街（在少腹毛中兩旁各二寸），挾臍左右上行，至胸中而散，為十二經之根本。故稱經脈之海，亦稱血海也。

【主病】《靈樞》曰：衝脈血盛則滲灌皮膚，生毫毛，女子數脫血，不榮其口唇，故髭鬚不生。宦者去其宗筋，傷其衝脈，故鬚亦不生。

越人曰：衝脈為病，逆氣而裏急。東垣曰：凡逆氣上衝，或兼裏急，或作躁熱，皆衝脈逆也，宜

補中益氣湯加知柏。王叔和曰：衝脈用事，則十二經不復朝於寸口，其人若恍惚狂癡。衝脈與督脈無異，但督脈浮而衝脈沉耳。

‖ 陽蹻脈 ‖

【經論】陽蹻脈寸部左右彈（彈者，緊脈之象）。

【經脈】陽蹻脈起於跟中，上外踝，循脅，上肩，夾口吻，至目，極於耳後風池穴。

【主病】越人曰：陽蹻為病，陰緩而陽急。

王叔和注曰：當從外踝以上急，內踝以上緩。又曰：寸口脈前部左右彈者，陽蹻也。苦腰背痛、癲癇、僵仆、惡風、偏枯、痛痹、體強。左右彈，即緊脈之象。

‖ 陰蹻脈 ‖

【經論】陰蹻脈尺部左右彈。

【經脈】陰蹻脈起於足跟，上內踝，循陰，上胸，至咽，極於目銳眥睛明穴。

【主病】越人曰：陰蹻為病陽緩而陰急。叔和注曰：當從內踝以上急，外踝以上緩。又曰：寸口脈後部左右彈者，陰蹻也。苦癲癇、寒熱、皮膚淫

痹、少腹痛、裏急、腰及髖窌下連陰痛，男子陰疝，女子漏下。張潔古云：蹻者，捷疾也。二蹻之脈起於足，使人蹺捷也。陽蹻在肌肉之上，陽脈所行通貫六腑，主持諸表；陰蹻在肌肉之下，陰脈所行通貫五臟，主持諸裏。

‖ 帶　脈 ‖

【經論】帶脈關脈左右彈。

【經脈】帶脈起於季脅，周圍一周，如束帶然。

【主病】越人曰：帶之為病腹滿，腰溶溶如坐水中。《明堂》曰：女人少腹痛、裏急、瘕瘕、月事不調、赤白帶下。

楊氏曰：帶脈總束諸脈，使不妄行，如人束帶而前垂。此脈若固，即無帶下漏經之症矣。

‖ 陰維脈 ‖

【經論】陰維脈尺外斜上至寸（斜上者，不由正位而上，斜向大指，名曰尺外斜，小指名曰尺內）。叔和曰：寸口脈從少陽斜至厥陰，是陰維脈也。

【經脈】陰維起於諸陰之交，發於內踝上五

寸，循股入少腹，循脅上胸，至頂前而終。

【主病】叔和曰：動苦癲癇、僵仆、羊鳴，又苦僵仆、失音、肌肉痹癢，應時自發，汗出、惡風，身洗洗然也。取陽白、金門、僕參。又曰：陰維脈沉大而實者，主胸中痛，脅下支滿，心痛。脈如貫珠者，男子兩脅下實，腰中痛；女子陰中痛，如有瘡狀。

‖ 陽維脈 ‖

【經論】陽維脈尺內斜上至寸。叔和云：寸口脈從少陰斜至太陽，是陽維脈也。

或言從右手手少陽三焦斜至寸上手厥陰心包之位為陰維，從左手足少陰腎斜至寸上手太陽小腸之位為陽維也。

【經脈】陽維脈起於諸陽之會，發於足外踝下一寸五分，循膝上髀厭，抵少腹，循頭入耳，至本神而止。

【主病】叔和曰：動苦肌肉痹癢，皮膚痛，下部不仁，汗出而寒。又苦癲仆、羊鳴，手足相引，甚者失音不能言，宜取客主人。

潔古云：衛為陽，主表。陽維受邪為病在表，故苦寒熱。營為陰，主裏。陰維受邪為病在裏，故

苦心痛。陰陽相維，則營衛和諧；營衛不諧，則悵然失志，不能自收持矣。

人身有經脈、絡脈。直行曰經，旁支曰絡。經凡十二，手之三陰三陽，足之三陰三陽是也；絡凡十五，乃十二經各有一別絡，而脾又有一大絡，並任、督二絡為十五也。共二十七氣相隨上下，如泉之流，不得休息。陰脈營於五臟，陽脈營於六腑，陰陽相貫，如環無端，其流溢之氣入於奇經，轉相灌溉。奇經凡八脈，不拘制於十二正經，無表裏配合，故謂之奇經。正經猶溝渠，奇經猶河澤。正經之脈隆盛，則溢於奇經，故秦越人比之天雨溝渠溢滿霈霶河澤，此《靈》《素》未發之旨也。

陽維起於諸陽之會，由外踝而上行於衛分；陰維起於諸陰之交，由內踝而上行於營分，為一身之綱維也。（營衛俱陰陽相維也，則知陽脈之維於頭目、手足、頸項、肩背，諸陽無一不到。其脈不榮，則不能維在頭目，無維則眩，在頸項肩背無維則僵，在手足無維則仆矣。則知陰脈之維於胸腹，諸陰無一不到。其脈不榮則不能維，在胸腹脅失所維則動築而刺痛矣。是以陽維絡一身之陽，陰維絡一身之陰也。）

陽蹻起于跟中，循外踝上行於身之左右。陰蹻

起於跟中，循內踝上行於身之左右。所以使機關之蹺捷也。

督脈起於會陰，循背而行於身之後，為陽脈之總督，故曰：陽脈之海。

任脈起於會陰，循腹而行身之前，為陰脈之承任，故曰：陰脈之海。

衝脈起於會陰，夾臍而行，直衝於上，為諸脈之衝要，故曰：十二經脈之海。

帶脈則橫圍於腰，狀如束帶，所以總約諸脈者也。

是故陽維主一身之表，陰維主一身之裏，以乾坤言也。陽蹺主一身左右之陽，陰蹺主一身左右之陰，以東西言也。督脈主身後之陽，任脈主身前之陰，以南北言也。帶脈橫束諸脈，以六合言也。是故醫而知乎八脈，則十二經、十五絡之大旨無不得也。

‖ 反關脈 ‖

脈有反關，動在臂後，別由列缺，不干證候。

按：反關脈者，脈不行於寸口，由列缺絡入臂後手陽明大腸之經也。以其不順行於關上，故曰：反關。有一手反關者，有兩手反關者。此得於有生之初，非病脈也，令病人復手診之，方可見也。

卷 八

‖ 婦人脈 ‖

婦人尺脈常盛，而右手脈大，皆其常也。腎脈微澀與浮，或肝脈沉急，或尺脈滑而斷絕不勻，皆經閉不調之候。

‖ 妊娠脈 ‖

《陰陽別論》篇曰：陰搏陽別，謂之有子。

王啟玄注曰：陰，謂尺中也。搏，謂搏觸於手也。尺脈搏擊與寸脈殊別，陽氣挺然，則為有妊之兆。

陳自明曰：搏者，近也，謂陰脈逼近於下，陽脈別出於上，陽中見陽，乃陽施陰化，法當有子。

吳鶴皋曰：搏，伏而鼓也。陰搏者，尺中之陰搏也。是陰中有別陽，故謂有子。

戴同父曰：謂寸微尺數也。

《脈指南》曰：動脈入產門者，有胎也。謂脈出尺外，名曰產門。又云：尺中脈數而旺者，胎脈為血盛也。

王惠源曰：細繹《內經》並諸家之論，謂陰搏陽別，則尺脈搏擊於手者，乃數滑有力，而寸脈來微有別異於尺，則是寸脈來微殊別與尺脈之滑數，是有子之象也。而陳自明之論陽中見陽，則是寸數，與《內經》之言有異矣。但孕子之脈，原有寸、關、尺俱數之脈，而此節之《經》文乃寸微尺數之冒也。

《平人氣象篇》曰：少陰脈動甚者，妊子也。

全元起注作足少陰。

王啟玄注作手少陰動脈者，大如豆，厥厥動搖也。脈陰陽相薄，名曰動也。

王叔和《脈經》曰：心主血脈，腎名胞門、子戶，尺中腎脈也。尺中之脈，按之不絕，法妊娠也。

王惠源曰：全元起、王冰二家之注，各執一見，而叔和合而同論。細繹其義，但手少陰，心

也，心主血脈；足少陰，腎也，腎主藏精，精血調和，交會孕子之徵也。言心腎二部之脈動甚，或一部之脈動甚者，皆婦人懷娠之象也。

《腹中篇》曰：何以知懷子之且生也？岐伯曰：身有病而無邪脈也。

按：身有病者，謂經閉也。夫脈來而斷絕者，經閉月水不利也。今病經閉，而脈來如常有神不斷絕者，是妊娠也。

《脈訣》云：婦人妊娠脈來弦緊牢強滑者安，沉細而微歸泉路。

《脈經》曰：三部脈浮沉正等，按之無絕者，有娠也。妊娠初時寸微小，呼吸五至，三月而尺數也。脈滑疾，重以手按之散者，胎已三月也。脈重手按之不散，但疾不滑者，五月也。

《脈訣刊誤》云：滑疾按微胎三月，但疾不散五月母。

王惠源曰：脈浮沉正等者，即仲景所謂寸關尺三處之脈大小浮沉遲數同等也。仲景以同等謂陰陽平和之脈，病雖劇當癒，此大概論病人之脈也。叔和謂婦人之脈三部浮沉正等，又按之無絕者，謂陰陽和洽，有娠之兆也。

按：懷胎五月是以數足胎成就而結聚，必母體

壯熱，當見脈息躁亂，非病苦之症，乃五月胎已成受火精，故身熱脈亂，原無他病也。

《脈指南》曰：關上一動一止者一月，二動二止者二月，餘仿此。

愚按：婦人三部浮沉正等，無他病而不月者，孕也。尺大而旺亦然。若體弱之婦，尺內按之不絕，便是有子。月斷病多，六脈不病，亦為有子，所以然者，體弱而脈難顯也。

《脈經》曰：三部浮沉正等，按之無絕者，妊娠也。何常拘於洪滑耶？若經斷有軀，其脈弦者，後必大下，不成胎也；若得革脈，半產漏下；若尺脈微弱而澀，少腹冷，惡寒，年少得之為無子，年大得之為絕產；若得脈平而虛者，乳子也。

趙人山曰：妊婦之脈，尺脈洪大而滑有力者，其胎安，其產易。若脈沉細而微無力者，其胎必墮，蓋元氣虛，脾土弱故也。或沉而澀，或沉而短，或微而弱，此皆陰血少，不能成胎之脈也。

‖ 妊娠分男女脈 ‖

王叔和曰：妊娠四月，欲知男女法，左疾為男，右疾為女，俱疾為生二子。（王子亨云：妊娠

其脈三部俱滑大而疾，在左則男，在右則女。）又曰：得太陰脈為男，太陽脈為女，太陰脈沉。太陽脈浮。又曰：左手沉實為男，右手浮大為女；左右手俱沉實為生二男，左右手俱浮大為生二女。

戴同父曰：《脈經》雖曰太陰脈沉為男，太陽脈浮為女，亦不明言以何部為太陽太陰，不若後條浮大為女，沉實為男之明白也。

《脈經》曰：尺脈左偏大為男，右偏大為女，左右俱大產二子，大者如實狀。又曰：左右尺俱浮為產二男，不爾則女作男生；左右尺俱沉為產二女，不爾則男作女生也。

戴同父曰：前云右浮大為女，左沉實為男，是獨以左右脈各異立言。今左右俱浮為二男，俱沉為二女，是並左右兩尺脈一同，以其於諸陽男，諸陰女，未嘗有差也。左沉實、左疾、左偏大與俱浮，或以脈或以位，皆陽也。右浮大、右疾、右偏大與俱沉，或以脈或以位，皆陰也。

按：分男女之法，其不易之理則在陰陽二字。以左右分陰陽，則左為陽，右為陰；以脈體分陰陽，則鼓搏沉實為陽，浮虛沉濇為陰。諸陽實者為男，諸陰虛者為女，乃為一定之論，更當察孕婦之強弱老少，及平日之偏左偏右尺寸之素弱，斯足以

盡其法耳。

《脈經》曰：遣娠婦面南行，呼之左回首者是男，右回首者是女也。又曰：看上圊時，夫從後急呼之，左回首是男，右回首者是女也。

樓全善云：按丹溪言男胎在左則左重，故回首時慎護重處而就左也。女胎在右則右重，故回首時慎護重處而就右也。推之於脈，其義亦然。胎在左則血氣護胎而盛於左，故脈亦從之，而左疾為男，左大為男也。胎在右則血氣護胎而盛於右，故脈亦從之，而右疾為女，右大為女也。

亦猶《經》云陰搏陽別，謂之有子。言受胎處在臍腹之下，則血氣護胎而盛於下，故陰之尺脈鼓搏有力，而與陽之寸脈殊別也。又如癰疽發上，則血氣從上而寸脈盛；發下則血氣從下‧而尺脈盛；發左則血氣從左，而左脈盛；發右則血氣從右，而右脈盛也。丹溪以左大順男，右大順女，以醫人之左右手言，蓋智者之一失也。

李士材云：女腹如箕，男腹如釜。蓋男女之孕於胞中，女則面母腹，男則面母背，雖各肖父母之形，亦陰陽相抱之理。女面腹，則足膝抵腹，下大上小，故如箕；男面背，則背脊抵腹，其形正圓，故如釜。

‖ 臨產脈 ‖

　　《脈經》曰：婦人懷娠離經，其脈浮，設腹痛引腰脊，為今欲生也。但離經者，不病也。又曰：欲產之脈，散而離經，夜半覺痛，日中生也。

　　離經者，離乎經常之脈也。其脈與十月懷娠平常見者忽異，蓋胎動於中，脈亂於外，勢之所必至也。《聖惠方》云：夜半子時覺痛，來日午時必定生產，謂子午相沖，正半日時數也。

　　通真子曰：夜半痛，日午生。此言恐未為的。又曰：腹痛而腰不痛，未產也。若腹痛連腰痛甚者，即產。所以然者，腎系於腰，胞系於腎故也。診其尺脈轉急如切繩轉珠者，即產也。蓋生產有難易，痛來有緊慢，安可定以半日？當以活法。

　　王叔和云：脈勻細易產；浮大緩，氣散難產。

　　《脈訣》云：身重體熱寒又痛，舌下之脈黑復青，反舌上冷子當死，腹中須遣母歸冥。面赤舌青細尋看，母活子死定應難，唇口俱青沫又出，母子俱死總高擡。面青舌赤沫出頻，母死子活定知真，不信若能看應驗，尋之賢哲不虛陳。愚謂臨產脈不可定，當以察色而知其母子生死也。

‖ 產後脈 ‖

《脈經》曰：新產脈沉小緩滑者生，實大弦急者死。

按：新產氣血兩虛，其脈宜沉、小、緩、滑。沉則有根，不因虛脫而輕浮；小則和平，不因正衰而洪大；緩則舒徐，不因氣奪而急促；滑則流利，不因血去而澀枯，乃脾胃氣和均為吉兆。若脈實、大、堅、弦、急，實為邪實，大為邪進，堅為瘀凝不解，弦為陰斂而宣佈不能，急為氣奪而無胃氣以和，乃肝木勝脾土，木旺土衰，胃氣損絕而死也。

《脈經》曰：診婦人生產之後，寸口脈洪疾不調者死，沉細附骨不絕者生。

吳鶴皋曰：新產傷陰，出血不止，尺脈不能上關者，必死。

丹溪曰：產脈細小，產後脈洪大者，多死。又曰：產前脈當洪數，既產而洪數如故者，主死。

愚謂此亦大概言之。今見產後豈無脈洪數而生者？蓋洪數中得胃氣者亦生，堅強者死。宜審之。

卷　九

‖ 望　診 ‖

（望、聞、問、切，古所謂四診也。知切矣，而略於三者，猶欲入戶而闔門，其可得哉？茲採經文集名論類成一帙，而四診之法始全。學者尤當熟玩而深味焉。）

望形察色乃醫士之神妙，其要皆徵於面。夫面為五官所聚，而臟腑之精華皆發見於面也。色者，精神之標也，故神旺則色旺，神衰則色衰，神露則色露，神靜則色靜。是以富貴貧賤、壽夭晦滯莫不呈顯於面而病成於內也。故面目為望色之部位也。

《脈要精微論》曰：夫精明五色者，氣之華也。赤欲如白裹朱，不欲如赭；白欲如鵝羽，不欲如鹽；青欲如蒼璧之澤，不欲如蘭；黃欲如羅裹雄黃，不欲如黃土；黑欲如重漆色，不欲如地蒼。按

五色之見，皆貴光澤而惡晦滯也。

《五臟生成論》曰：青如草茲者死，黃如枳實者死，黑如炲者死，赤如衃血者死，白如枯骨者死。此五色之見死也。

又曰：青如翠羽者生，赤如雞冠者生，黃如蟹腹者生，白如豕膏者生，黑如烏羽者生。此五色之見生也。

又曰：生於心如以縞裹朱，生於肺如以縞裹紅，生於肝如以縞裹紺，生於脾如以縞裹栝樓實，生於腎如以縞裹紫。此五臟所生之外榮也。

《難經》曰：《經》言見其色而不得其脈，反得相勝之脈者即死，得相生之脈者即自已。色之與脈，當參相應，為之奈何？然五臟有五色皆見於面，亦當與脈相應。假令色青，其脈當弦而急；色赤，其脈浮大而散；色黃，其脈中緩而大，色白，其脈浮澀而短；色黑，其脈沉濡而滑。此所謂五色之與脈當參相應也。

五臟各有聲色臭味，亦當與脈相應，其不應者病也。（肝脈弦，其色青，其聲呼，其臭臊，其味酸；心脈洪，其色赤，其聲笑，其臭焦，其味苦；脾脈緩，其色黃，其聲歌，其臭香，其味甘；肺脈澀，其色白，其聲哭，其臭腥，其味辛；腎脈滑，

其色黑，其聲啼，其臭腐，其味鹹。此謂相應也。假令肝病色白、多哭、好辛、喜腥，此謂不相應也。聲色臭味皆肺之症，金剋木為賊邪，故病。）

假令色青，其脈浮澀而短，若大而緩為相勝；浮大而散，若小而滑為相生也。（色青是肝木，其脈浮澀而短是肺脈。金剋木也，是為賊邪；若大而緩是脾脈，木剋土也，是為微邪，此二者皆謂之相勝也。浮大而散是心脈，木生火也；若小而滑是腎脈，水生木也，二者皆謂之相生也。餘色仿此而推。）

按色與脈猶須分別生剋，色脈相剋者凶，色脈相生者吉。然猶有要焉，色剋脈者，其死速；脈剋色者，其死遲。色生脈者，其愈速；脈生色者，其愈遲。故曰能合色脈，可以萬全。

若夫久病之色，必有受病之應。肺熱病者，色白而毛敗應之；心熱病者，色赤而絡脈溢應之；肝熱病者，色蒼而爪枯應之；脾熱病者，色黃而肉蠕動應之；腎熱病者，色黑而齒槁應之。

按：肺病者，喘息鼻張；肝病者，眥青；脾病者，唇黃；心病者，舌捲短、顴赤；腎病者，顴與顏黑。

五臟之熱見於面者，各有部分。肝熱病者，左

頰先赤；肺熱病者，右頰先赤；心熱病者，額先赤；脾熱病者，鼻先赤，腎熱病者，頤先赤。

又曰：心病者，顴赤；腎病者，顴與顏黑。

《衛氣失常篇》曰：色起兩眉薄澤者，病在皮；脣色青、黃、赤、白、黑者，病在肌肉；營氣濡然者，病在血氣；目色青、黃、赤、白、黑者，病在筋；耳焦枯受塵垢，病在骨。

色脈之陰陽，陽舒而陰慘也。色青而明，病在陽分；色濁而暗，病在陰分。

《脈要精微論》曰：聲合五音，色合五行，聲色相同，然後可以知五臟之病也。

《五色篇》曰：審察澤夭，謂之良工。沉濁為內，浮澤為外。黃赤為風，青黑為痛，白為寒，黃而膏澤為膿；赤甚者為血，痛甚為攣，寒甚為皮不仁。五色各見其部，察其浮沉以知淺深，察其澤夭以觀成敗，察其散摶以知遠近，視色上下以知病處。

更有平人久見病色，其人原不病者，醫者心炫而竊疑之。殊不知此乃絡脈之色，不足畏也。蓋陰絡之色隨其經而不變，色之變動無常者皆陽絡之色也。寒多則凝泣，凝泣則青黑；熱多則淖澤，淖澤則黃赤，《內經》謂此皆無病也。何炫疑之有？

又有失睡之人，神有饑色；喪亡之子，神有呆色，氣索則神失所養耳。

《方盛衰淪》曰：形弱氣虛死；形氣有餘，脈氣不足死；脈氣有餘，形氣不足生。

《玉機真臟論》曰：形氣相得，謂之可治；色澤以浮，謂之易已。

青色見於太陰、太陽，及魚尾、正面、口角，如大青蘭葉怪惡之狀者，肝氣絕，主死。若如翠羽、柏皮者，只是肝邪，有驚病、風病、目病之屬。

紅色見於口唇，及三陰三陽上下，如馬肝之色、死血之狀者，心氣絕，主死。若如橘紅、馬尾色者，只是心病，有怔忡、驚悸、夜臥不寧。

白色見於鼻準，及正面，如枯骨及擦殘汗粉者，為肺絕，主死。若如膩粉、梅花、白綿者，只是肺邪，咳嗽之病候。

黃色見於鼻，乾燥若土偶之形，為脾氣絕、主死。若如桂花雜以黑暈，只是脾病，飲食不快，四肢倦怠。

黑色見於耳或輪廓內外，命如懸壁，若污水、煙煤之狀，為腎氣絕，主死。若如蜘蛛網眼、烏羽之澤者，只是腎虛火旺之病。

● 面　部

面上白點，腹中蟲積。如蟹爪路，一黃一白，食積何疑？兩顴時赤，虛火上炎。無血色，又無寒熱，脈見沉弦，將必衄血。病人黃色，時現光澤，為有胃氣，自必不死。乾黃少潤，凶災立應。赤現兩顴，大如拇指，病雖小癒，必將卒死。黑色出庭，拇指相似，不病卒亡。

冬月面慘，傷寒已至；紫濁時病；色白而肥，氣虛多痰；黑而且瘦，陰虛火旺。

● 目　部

目赤色者，其病在心；白，病在肺；青，病在肝；黃，病在脾；黑，病在腎。黃而難名，病在胸中。白睛黃淡，脾傷泄痢。黃而且濁，或似煙薰，濕盛黃疸；黃如橘明，則為熱多。黃兼青紫，脈來必芤，血瘀胸中。眼黑頻赤，乃係熱痰；眼胞上下，有如煙煤，亦為痰病；眼黑步艱，呻吟不已，痰已入骨，遍體酸痛；眼黑面黃，四肢痿痺，聚沫風痰，隨在皆有。目黃大煩脈大，病進；目黃心煩脈和，病癒。目精暈黃，衄則未止。目睛黃者，酒疸已成。黃白及面，眼胞上下皆覺腫者，指為谷

疸，心下必脹。明堂眼下，青色多欲，精神勞傷，不爾未睡。面黃目青，必為傷酒；面無精光，齒黑者危。瘰癧赤脈貫瞳者凶，一脈一歲，死期已終。目間青脈，膽滯掣痛。瞳子高大，太陽不足。

病人面目俱等無痾，面黃目青、面黃目赤、面黃目白、面黃目黑，此有胃氣，理皆不死。面赤目白、面青目黑、面黑目白、面赤目青，此無胃氣，皆死。何辭眼下青色，傷寒挾陰？目正圓者，太陽經絕，痙病不治。色青為痛，色黑為勞，色赤為風，色黃溺難，鮮明留飲。（鮮明者，俗言水汪汪也，俱指白珠。）目睛皆鈍，不能了了，鼻呼不出，吸而不入，氣促而冷，則為陰病；目睛了了，呼吸出入能往能來，息長而熱，則為陽病。

● 鼻　部

鼻頭微黑，為有水氣。色見黃者，胸上有寒，色白亡血。微赤非時見之者，死。

察色精微莫先於目下之精明，鼻間之明堂。《經》謂：精明五色者，氣之華也。是五臟之精華上見為五色，變化於精明之間。某色為善，某色為惡，可先知也。仲景更出精微，尤要在中央鼻準，毋亦以鼻準在天為鎮星，在地為中嶽，木金水火四

臟氣，必歸併於中土耶？其謂鼻頭色青，腹中苦冷者死。此一語獨刊千古，後人每恨《雜病論》亡，莫由仰溯淵源，不知此語正其大旨。

蓋厥陰肝木之青色挾腎水之寒威，上徵於鼻，下徵於腹，是為暴病，頃之亡陽而卒死耳。其謂鼻頭色微黑者有水氣又互上句之意。見黑雖為腎陰之色，微黑且無腹病，但主水氣而非暴病也。謂色黃者，胸中有寒。寒字《傷寒論》中多指為痰，言胸中有積痰也。謂色白者亡血，白者肺之色，肺主上焦，以行營衛，營不充，則鼻色白，故知亡血也。謂設微赤非時者死，火之色歸於土，何遽主死？然非其時而有其氣，則火非生土之火，乃剋金之火，又主臟燥而死矣。

鼻頭色黃，小便必難，（鼻頭黃色，又主胸中有寒，寒則水穀不運，故小便難。）餘處無恙。鼻尖青黃，其人必淋。鼻青腹痛苦冷者死。鼻孔忽仰，可決短期。鼻色枯槁，死亡將及。鼻冷連頤，十無一生。（鼻者，屬土，而為肺氣之所出入。肺胃之神機已絕，故枯槁而冷，焉顧其能活乎？）

●血　脈

診血脈者，多赤多熱，多青多痛，多黑久痹，

赤黑青色，皆見寒熱。（血脈，即絡脈，肌皮嫩薄者，視之可見。）臂多青脈，則曰脫血。（絡中血脫，故不紅而多青。）

● 毛 髮

髮枯生穗，血少火盛。毛髮墮落，衛疏有風，若還眉墮，風證難癒。頭毛上逆，久病必凶。（血枯不榮，如枯草不柔順而勁盲，小兒疳病多此，亦豐有蟲。）

● 形 體

大體為形，形充者氣。形勝氣者，必主夭亡；（肥白而氣不充。）氣勝形者，壽考之徵。（修長黑色有神。）氣實形實，氣虛形虛。形盛脈細，氣難布息，已瀕於危。形瘦脈大，胸中多氣，可斷其死。肥人中風，形厚氣虛，痰壅氣塞，火衝暴厥。瘦人陰虛，血液衰少，相火易亢，故多勞嗽。病人形脫氣盛者死。（正虛則形脫，邪實則氣盛。）形體充大，皮膚寬緩，定邎耄耋；形體充大，皮膚緊急，當為夭折。形盛氣虛，氣盛形虛，形澀脈滑，形大脈小，形小脈大，形長脈短，形短脈長，形滑脈澀，肥人脈細，羸人脈躁，俱為凶候。（言反常

也。）血實氣虛，則體易肥；氣實血虛，則體易瘦。肥者能寒，瘦者能熱。美髯及胸，陽明有餘；髯少而短，陽明不足。坐垂一腳，因有腰痛。行遲者痹，或表素強，或腰腳痛，或有麻木，漸成風疾。裏實護腹。如懷卵物，心痛之證。持脈而欠，知其無病。（《經》云：陽引而上，陰引而下則欠。陰陽相引，故云無病，病亦即癒。）息搖肩者，心中堅急。息引胸中上氣者，咳；息而張口，必乃短氣，肺痿吐沫。掌寒腹寒，掌熱陰虛。

診時病人叉手捫心，閉目不言，心虛怔忡。倉廩不藏，門戶不要；水泉不止，膀胱不藏，頭傾視深，精神將奪。背曲肩隨，腑將壞矣。腰難轉搖，腎將憊矣。膝為筋腑，屈伸不能，行則僂附，筋將憊矣。骨為髓腑，不能久立，行則振掉，骨將憊矣。眼胞、十指腫，必久咳。

● 死　證

屍臭，舌捲囊縮，肝絕；口閉，脾絕；肌肉不滑，唇反，胃絕；髮直齒枯，遺尿，腎絕。毛焦面黑，直視目瞑，陰氣已絕；眶陷系傾，汗出如珠，陽氣已絕。病後喘瀉，脾脈將絕；目若正圓，手撒戴眼，太陽已絕。聲如鼾睡、吐沫面赤、面黑唇

青、人中腫滿、唇反出外、髮眉衝起、爪甲肉黑、手掌無紋、臍凸跗腫、面青欲眠、目視不見、汗出如油，肝絕之期在於八日。眉傾膽死。

手足甲青，或漸脫落，呼罵不休，筋絕之期亦如於肝。肩息直視，心絕之死。髮直如麻，不得屈伸，自汗不止，小腸絕也，六日而死。口冷足腫，腹熱臚脹，泄利無時，乃為脾絕，五日而死。脊痛身重，不可反覆，乃為胃絕，五日而死。耳乾背腫，溺血屎赤，乃為肉絕，九日而死。口張氣出，不能復返，乃為肺絕，三日而死。泄利無度，為大腸絕。齒枯面黑，目黃腰折，自汗不休，乃為腎絕，四日而死。齒黃枯落，乃為骨絕。

● 五臟絕證

五臟已奪，神明不守，故作聲嘶。循衣摸床，譫語不休，陽明已絕。妄語錯亂，不語失音，則為熱病，猶或可生。脈浮而洪，身汗如油，喘而不休，乃為肺絕。（汗膩不流，脈洪而喘不休，真氣外散。）

陽反獨留，形如煙薰，直視搖頭，乃為心絕。（心為火臟，故陽熱獨存。煙薰，火極焦灼之象。）唇吻反青，漐漐汗出，乃為肝絕。（唇吻屬

脾，而青色屬木，木乘土故曰反。）

環口黧黑，柔汗發黃，乃為脾絕（水色凌土，冷汗身黃，脾真散越）。

溲便遺失，狂言直視，乃為腎絕（溲便二陰，腎臟所司，遺失則門戶不閉，水精敗絕，目背瞳仁）。

陰氣先絕，陽氣後竭，臨死之時；身面必赤，腋溫心熱（陰先脫，陽絕於後，故赤色見。餘陽未即盡，故腋溫心熱）。水漿不下，形體不仁，乍靜乍亂，乃為胃絕（胃納水穀合肌肉）。六腑氣絕，足冷腳縮；五臟氣絕，便利不禁，手足不仁。

手太陰絕，則皮毛焦。太陰者，肺也，行氣溫於皮毛者也。故氣不榮則皮毛焦而津液去，津液去則皮節傷，皮節傷則皮枯毛折。毛折者則毛先死。丙日篤，丁日死。

手少陰氣絕則脈不通，脈不通則血不流，血不流則色澤去。故面色黑如黧，此血先死。壬日篤，癸日死。

足太陰絕，口唇不榮。口唇者，肌肉之本也，脈不榮則肌肉不滑澤，肌肉不滑澤則肉滿，肉滿則唇反，唇反則肉先死。甲日篤，乙日死。

足少陰絕，則骨髓枯。少陰者，冬脈也，伏行

而濡於骨髓。骨髓不濡則肉不著骨，骨肉不相親則肉軟而卻，肉軟而卻故齒長而垢，髮無潤澤，無潤澤者則骨先死。戊日篤，己日死。

足厥陰絕，筋縮引卵，漸及於舌。厥陰者，肝也。肝者，筋之合也。筋者，聚於陰器而絡於舌本。故脈不榮則筋縮急，筋縮急則引卵與舌。故舌捲囊縮，此筋先死。庚日篤，辛日死。

三陰俱絕，眩轉矇目。矇者為失志，失志則志先死，死則目矇也。

六陽俱絕，陰陽相離，腠理泄，絕汗出如珠，旦占夕死，夕占旦死。

● 診病新久

徵其脈小色不奪者，乃為新病；其脈不奪，其色奪者，乃為久病。脈色俱奪，乃為久病；俱不奪者，乃為新病。

● 詐　病

向壁而臥，聞醫驚起而目盻視，二言三止，脈之咽唾，此為詐病。（若脈和平，當言此病須針灸數處，服吐下藥，然後可癒。欲以嚇其詐，使彼畏懼，不敢言病耳。）

‖ 聞　診 ‖

肝呼應角，心言應徵，脾歌應宮，肺哭應商，腎呻應羽。五臟五聲以合五音。

（《素問‧陰陽應象大論》曰：視喘息，聽音聲，而知所苦。蓋病苦於中，聲發於外有不可誣者也。故《難經‧六十一難》曰：聞其五音，以別其病。此之謂也。）

大笑不止，乃為心病；喘氣太息，乃為肺病；怒而罵詈，乃為肝病；氣不足息，乃為脾病；欲言不言，語輕多畏，乃為腎病。前輕後重，壯厲有力，乃為外感；倦不欲言，聲怯而低，內傷不足。攢眉呻吟，必苦頭痛；叫喊呻吟，以手捫心，為中脘痛；呻吟身重，轉即作楚，乃為腰痛；呻吟搖頭，攢眉捫腮，乃為齒痛；呻吟不起，為腰腳痛。

診時吁氣，為屬鬱結（凡人吁則氣鬱，得以少申也）。搖頭而言，乃為裏痛。喉中有聲，謂之肺鳴，火來乘金，不得其平。形羸聲啞，咽中有瘡，肺被火囚（肺主聲故耳）。聲音暴啞，風痰伏火；曾系喊傷，不可斷病；聲嘶色敗，久病不治。氣促喉聲，痰火哮喘；中年聲濁，痰火之殃。獨言獨

語，言談無緒，思神他寄，思慮傷神。傷寒壞病，啞為狐惑。上唇有瘡，蟲食其臟；下唇有瘡，蟲食其肛。

風滯於氣，機關不利，出言謇澀，乃為風病。氣短不續，言止復言，乃為奪氣。衣被不斂，罵詈親疏，神明之亂，風狂之類；若在熱病，又不必論。欲言復寂，忽又驚呼，病深入骨。

（語聲寂寂然者，不欲言而欲默也。則病本緘默，而何以忽又驚呼？知其專系厥陰所主。何也？靜默統屬之陰，而厥陰在志為驚，在聲為呼，況骨節中屬大筋，筋為肝合，非深入骨節之病不如此也。）

聲音低澀，聽不明徹，必心膈間有所阻礙。

（空能傳聲，氣無阻礙，礙則聲出不揚，必其胸中大氣不轉，出入升降之機艱而且遲，可知病在胸膈間矣。細心靜聽，其情乃得。）

啾然細長，頭中之病。

（啾啾然細而長者，謂其聲自下焦陰分而上，緣足太陽主氣，與足少陰為表裏，所以腎邪不劑頸而還，得從太陽部分達於巔頂，腎之本病為呻吟，腎氣從太陽經脈直攻於上，則腎之呻並從太陽變動，而啾唧細長為頭中病也。大都濕氣混其清陽之

氣所致耳。仲景只此三段而上、中、下三焦受病之處妙義可徹。

蓋聲者，氣之從喉舌而宣於口者也。新病之人聲不變，小病之人聲不變，唯久病、苟病其聲乃變。古人聞隔垣之呻吟而知其病，豈無法乎？）

●息

桑榆子曰：精化為氣，氣化而神集焉。故曰神能御氣，則鼻不失息。譚紫霄曰：神，猶母也。氣，猶子也。以神召氣，如以母召子。凡呼吸有聲者，風也，非息也，守風則散。雖無聲而鼻中澀滯者，喘也，非息也，守喘則結。不聲不滯而往來有跡者，氣也，非息也，守氣則勞。所謂息者，不出不入之義，綿綿密密，若存若亡，心不著境，無我無人，更有何息可調？至此則神自返，息自定：心息相依，水火相媾，息息歸根。金丹之母丘長春云：息有一毫之未定，命非已有。以此言之，息之所關於人大矣哉！故較之於聲尤所當辨也。

氣來短促，不足以息，呼吸難應，乃為虛甚。素無寒熱，短氣難續，知其為實。

（無寒熱則陰陽和平，而亦短氣不能布息，此中焦有礙，或痰火為害。）

吸而微數，病在中焦。

（中實吸不得入，還出復入。故脈來微數，亦係實證，非痰即食，可以攻下。）

實則可生，虛者不治。

（實則可下。中虛吸不盡入，而微數者，肝腎欲絕，焉能救乎？）

上焦吸促，下焦吸遠，上下暌違，何以施療？

（病在上焦，氣宜通下；病在下焦，氣宜達上，上下交通，病斯癒矣。今上焦者吸促而不能通下，下焦者吸遠而不能達上，上下不交通，病豈易治乎？至於呼吸動搖振振，而氣不載形者，必死之證矣。）

天積氣耳，地積形耳，人氣以成形耳，唯氣以成形。氣聚則形存，氣散則形亡。氣之關於形也，豈不鉅哉？然而身形之中有營氣、有衛氣、有宗氣、有臟腑之氣、有經絡之氣，各為區分。其所以統攝營、衛、臟腑、經絡而令充周無間，環流不息，通體皆靈者，全賴胸中大氣主持，五臟之腑、大經小絡，晝夜循環不息。必賴胸中大氣斡旋其間。大氣一衰，則出入廢，升降息，神機化滅，氣立孤危矣。

若夫息出於鼻，其氣布於膻中。膻中宗氣主上

焦息道，恆與肺胃關通，或清而徐，或短而促，足以占宗氣之盛衰。所以《素問‧平人氣象論》篇曰：乳之下，其動應衣，宗氣泄也。人顧可奔迫無度，令宗氣盛喘數急，有餘反成不足耶？此指呼出為息之一喘也。其謂起居如故，而息有音，此肺之絡脈逆也。不得臥而息有音者，是陽明之逆也。

蓋見布息之氣關通肺胃，又指呼出為息之一端也。呼出心肺主之，吸入腎肝主之，呼吸之中，脾胃主之。故唯脾胃所主中焦為呼吸之總持。設氣積賁門不散，兩阻其出入，則危急存亡非常之候。善養生者，使賁門之氣傳入幽門，幽門之氣傳二陰之竅而出，乃不為害。其上焦、下焦各分呼出吸入，未可以息之一字統言其病矣。

此義唯仲景知之，謂息搖肩者，心中堅，息引胸中上氣者咳，息張口短氣者肺痿唾沫。分其息專主乎呼，而不與吸並言，似乎創說，不知仲景以述為作，無不本之《內經》，即前所擬呼入為息二端，不足盡之？蓋心火乘肺，呼氣奔促，勢有必至，呼出為心肺之陽，自不得以肝腎之陰混之耳。息搖肩者，肩隨息動，唯火故動也。息引胸中上氣咳者，肺金收降之令不行，上逆而咳，唯火故咳也。張口短氣，肺痿唾沫，又金受火刑不治之證，

均以出氣之粗名為息耳。然則曷不徑以呼名之耶？曰：呼中有吸，吸中有呼，剖而中分，神聖所不出也。但以息之出者主呼之病，而息之入者主吸之病，不待言矣。

《素問‧通評虛實論》謂乳子中風熱，喘鳴肩息。以及息有音者，不一而足，唯其不與吸並言，而吸之病轉易辨識。然尚恐後人未悉，復補其義云：吸而微數，其病在中焦，實也，當下之即癒，虛者不治。在上焦者，其吸促，在下焦者，其吸遲，此皆難治。呼吸動搖振振者不治。見吸微且數，吸氣之往返於中焦者速，此必實者，下之，通其中焦之壅而即癒。若虛則肝腎之本不固，其氣輕浮，脫之於陽，不可治矣。前所指責門、幽門不下通，為危急存亡非常之候者此也。在上焦者其吸促，以心肺之道近，其真陰之虛者，則從陽火而升，不入於下，故吸促。是上焦未嘗不可候其吸也。下焦者其吸遲，肝腎之道遠，其元陽之衰者，則困於陰邪，所伏卒難升上，故吸遲。此真陰元陽受病，故皆難治。若呼吸往來振振動搖，則營衛往返之氣已索，所存呼吸一線耳，尚可為哉？

學者先分息之出入以求病情，既得其情。合之不爽。但統論呼吸。其何以分上、中、下三焦所主

乎？噫，微矣！

‖ 問　診（附：辨舌苔）‖

入國問俗，何況治病？本末之因，了然胸臆，然後投劑，百無一失。

（醫，仁術也。仁人篤於情，則視人猶己。問其所苦，自無不到之處。《靈樞・師傳》篇曰：入國問俗，入家問諱，上堂問禮，臨病人問所便。使其受病本末，胸中洞然，而後或攻或補，何愁不中乎？）

● 人品起居

凡診病者，先問何人，或男或女。（男女有陰陽之殊，脈色有逆順之別，故必辨男女而察其所合也。）

或老或幼。（年長則求之於腑，年少則求之於經，年壯則求之於臟。）

或為僕妾。（在人下者，動靜不能自由。）

寡婦師尼。（遭逢不偶，情多鬱滯。）

形之肥瘦。（肥之多濕，瘦人多火之類，此宜在望條。然富貴之家多處重悼，故須詳問。若不以

衣帛覆手，則醫者見其手亦可得其形之大略矣。）

次問得病起於何日。（病之新者，可攻；病之久者，可補。）

飲食胃氣。（肝病好酸，心病好苦，脾病好甘，肺病好辛，腎病好鹹。內熱好冷，內寒好溫。安穀則昌，絕穀則亡。）

夢寐有無。（明盛則夢大水恐懼，陽盛則夢大火燔灼，陰陽俱盛則夢相殺毀傷。上盛則夢飛，下盛則夢墮。飽甚則夢與，饑甚則夢取。肝氣盛則夢怒，肺氣盛則夢哭。短蟲多則夢聚眾，長蟲多則夢自擊毀傷。）

● 嗜欲苦樂

問其嗜欲，以知其病。（物性不齊，各有嗜慾；聲色臭味，各有相宜。）

好食某味，病在某臟，當分順逆，以辨吉凶。（清陽化氣，出乎天。故天以五氣食入者，臊氣入肝，焦氣入心，香氣入脾，腥氣入肺，腐氣入腎也。濁陰成味，出乎地。故地以五味食入者，酸先入肝，苦先入心，甘先入脾，辛先入肺，鹹先入腎也。凡臟虛必求助於味，如肝虛者，欲食酸是也。此之謂順應者易治。若心病而受鹹，肺病而欲苦，

脾弱而喜酸，肝病而好辣，腎病而嗜甘，此之謂逆候。病輕必危，重者必死。）

心喜熱者，知其為寒；心喜冷者，知其為熱。好靜惡動，知其為虛；煩躁不寧，知其為實。傷食惡食，傷風惡風，傷寒惡寒。（此顯然可證者，尤須詳問。唯煩躁不寧者，亦有屬虛，然必脈來無神，再以他證參之。）

或常縱酒。（縱酒者，不唯內有濕熱，而且防其乘醉入房。）

或久齋素。（清虛故保壽之道，然亦有太枯槁而致病者，或齋素而偏嗜一物，如麵筋、熟栗之類最為難化，故須詳察。）

始終境遇，須辨三常。（《素問・疏五過論》篇曰：論方之常，謂常貴賤、常貧富、常苦樂也。）

封君敗傷，及欲侯王。（封君敗傷者，追悔已往；及欲侯王者，妄想將來。皆致病之因也。）

嘗貴後賤，雖不中邪，病從內生，名曰脫營。（嘗貴後賤者，其心屈辱，神氣不伸，雖不中邪，而病生於內。營者，陰氣也。營行脈中，心之所主，心志不舒，則血無以生，脈日以竭，故為脫營。）

嘗富後貧，名曰失精。五氣留連，病有所並。（嘗富後貧者，憂煎日切，奉養日廉，故其五臟之精日加消敗，是謂失精。精失則氣衰，氣衰則不運，故為留聚而病有所並矣。）

嘗富大傷，斬筋絕脈，身體復行，令澤不息。（大傷謂甚勞甚苦也。故其筋如斬，脈如絕，以耗傷之故也。雖身體猶能復舊而行，然令澤不息矣。澤，精液也，息，生長也。）

故傷敗結，留薄歸陽，膿積寒炅。（故，舊也。言舊之所傷有所敗結，血氣留薄不散則鬱而成熱，歸於陽分，故膿血蓄積，令人寒熱交作也。）

暴樂暴苦，始樂後苦，皆傷精氣，精氣竭絕，形亦尋敗。（樂則喜，喜則氣緩；苦則悲，悲則氣消信故苦樂失常，皆失精氣，甚至竭絕而形體毀沮矣。）

暴怒傷陰，暴喜傷陽。（怒傷肝，肝藏血，故傷陰；喜傷心，心藏神，故傷陽。）

厥氣上行，滿脈去形。（厥氣，逆氣也。凡喜怒過度而傷其精氣者，皆能令人氣厥逆而上行，氣逆於脈，故滿脈；精脫於中，故去形。）

形樂志苦，病生於脈，治以灸刺。（形樂者，身無勞；志苦者，心多慮。心主脈，深思過慮，則

脈病矣。脈病者。當治經絡，故當隨其宜而灸刺之也。）

形樂志樂，病生於肉，治以針石。（形樂者逸，志樂者閑。飽食終日，無所運動，多傷於脾，脾主肌肉，故病生焉。肉病者，或為衛氣留，或為膿血聚，故當用針石取之。）

形苦志樂，病生於筋，治以熨引。（形苦者，身多勞；志樂者，心無慮。勞則傷筋，故病生於筋，熨以藥熨，引謂導引。）

形苦志苦，病生咽嗌，調以甘藥。（形苦志苦，必多憂思。憂則傷肺，思則傷脾，脾肺氣傷，則虛而不行，氣必滯矣。脾肺之脈，上循咽嗌，故病生焉。如人之悲憂過度，則喉嚨咽哽，食飲難進。思慮過度，則上焦痞隔，咽中核塞，即其徵也。《靈樞・邪氣臟腑病形》篇有調以甘藥，《終始》篇曰：將以甘藥，不可飲以至劑。若《素問・血氣形志篇》則曰：治之以百藥者，誤也。）

形數驚恐，經絡不通，病生不仁，按摩醪藥。（形體勞苦，數受驚恐，則亦不樂。其經絡不通，而不生之病生，如病重不知寒熱痛癢也，當治以按摩及飲之酒藥，使血氣宣暢。）

起居何似？（起居，凡一切房室之燥濕，坐臥之動靜，所包者廣。如肺病好曲，脾病好歌，腎病好吟，肝病好叫，心病好妄言之類，當一一審之。）

曾問損傷？（或飲食不當，或勞役不時，或為庸醫攻補失宜。）

便利何如？（熱則小便黃赤，大便硬塞；寒則小便澄白，下利清穀之類。）

曾服何藥？（如服寒不驗，服熱不靈，察證與脈，思當變計。）

有無脹悶？（胸腹脹悶，或氣、或血、或食、或寒、或虛，皆當以脈合之。）

性情常變，一一詳明。（病者大都喜怒改常。）

● 病　證

問病不答，必係耳聾，即當詢之，是素聾否？不則病久，或經汗下，過傷元氣。問而懶答，唯點頭者，是中氣虛。昏憒不知，問是暴厥，抑是久病？婦人僵厥，多是中氣，須問怒否？婦人凡病，當問月水或前或後，師尼寡婦氣血凝滯，兩尺多滑，不可言胎，室女亦同。心腹脹痛，須問舊新？

產後須問坐草難易？惡露多少？飲食遲早？生子存亡？飲食失節，若問病處，按之而痛止者為虛，按之而痛甚者為實，痛而不易知為死血，痛無定者知其為氣。

凡問百病，晝則增劇，夜則安靜，氣病血否；夜則增劇，晝則安靜，血病氣否；晝熱夜靜，陽氣獨旺，入於陽分；晝靜夜熱，陽氣下陷，入於陰中。晝夜俱熱，重陽無陰，亟瀉其陽而補其陰；晝夜俱寒，重陰無陽，亟瀉其陰而補其陽。四肢作痛，天陰轉甚，必問以前患黴瘡否？

● 附　辨舌苔

張三錫曰：《金鏡錄》載三十六舌辨傷寒之深淺、吉凶，可稱詳備。然細討究，不過陰陽、表裏、寒熱、虛實而已。

陶節庵曰：傷寒邪在表，則舌無苔；熱邪在表，則苔漸生，自白而黃、黃而黑，甚則黑裂矣。黑苔多凶，若根黑、或中黑、或尖黑、或屬裏熱全黑，則熱極而難治。常見白苔燥，虛而微熱，或不得汗，或胃中少有飲而不行，宜溫解。白苔滑，虛寒、冒寒，陽氣不振，宜溫。白苔起芒刺，津液不足，胃中有物，宜運動。黃苔，微熱，熱漸入裏，

或燥渴之象，宜清解。灰色苔，胃中有物，中氣虛，熱渴而不能消飲者，宜溫解。黑色苔，熱入裏實，燥厚者宜下，滑潤者，水困火宜溫，雖黑而潤，所謂水極似火也，不燥為異。

凡傷寒辨舌者，以舌屬心而主火，寒為水也，水寒凌。外感挾內傷，宿食重而結於心下者，五六日舌漸黃，或中乾而邊潤，名中焙舌，此則裏熱尚淺。若全乾，無論黃黑，皆屬裏證，分輕重下之。若曾經下，或屢下不減，乃宿滯結於中宮也。詢其脈之虛實，及中氣何如？實者，潤而下之；虛人神氣不足，當生津固中氣。有用生脈散對解毒湯而癒者，有用附子理中湯冷服而癒者，一則陰極似陽，一則陽極似陰，不可不辨。

白胎屬寒，外證煩躁，欲坐臥於泥水中，乃陰寒逼其無根失守之火而然，脈大不鼓，當從陰證治；若不大，躁嘔吐者，從食治之。

火，舌受其困。

產後辨舌者，以心主血也。《經》云：少陰氣絕，則血不行。故舌紫黑者，為血先死。

凡見黑舌，要問曾食酸、甜、鹹物否能染成黑色。凡視舌色雖有成見，亦必細審兼證及脈之虛實。不爾，恐有毫釐千里之謬。

‖ 面部圖 ‖

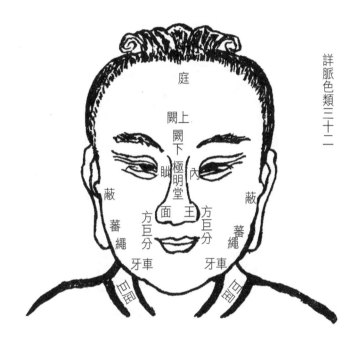

《五色篇》曰：明堂者，鼻也。闕者，眉間也。庭者，顏也。蕃者，頰側也。蔽者，耳門也。其間欲方大，去之十步皆見於外。如是者，壽必中百歲。

明堂骨高以起平以直，五臟次於中央，六腑挾其兩側，首面上於闕庭，王官在於下極，五臟安於胸中，真色以致，病色不見，明堂潤澤以清，五官惡得無辨乎？

‖ 臟腑色見面部圖 ‖

首面

咽喉

肺
心
肝
胃脾胃
胱·膀
子處

腎　大　小　小　大　腎
臍　腸　腸　腸　腸　臍

　　庭者，首面也。闕上者，咽喉也。闕中者，肺
也。下極者，心也。直下者，肝也。肝左者，膽
也。下者，脾也。方上者，胃也。中央者，大腸
也。挾大腸者，腎也。當腎者，臍也。面王以上
者，小腸也。面王以下者，膀胱子處也。
　　男子色在於面王為痛，下為卵痛，其圓莖痛。
在女子為膀胱子處病，散為痛，搏為聚也。

‖ 肢節色見面部圖 ‖

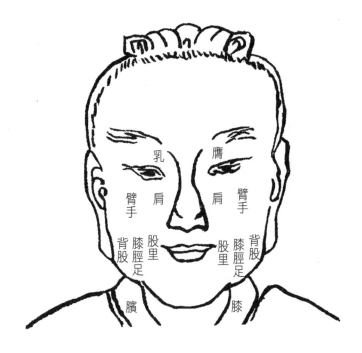

  顴者，肩也。顴後者，臂也。臂下者，手也。
目銳眥上者，膺乳也。挾繩而上者，背也。循牙車
以下者，股也。中央者，膝也。膝以下者，脛也。
當脛以下者，足也。巨分者，股里也。巨屈者，膝
髕也。此五臟六腑肢節之部也。

《脈貫》校注

著　　者｜清·王　賢
校 注 者｜高麗娜
責任編輯｜王　璇

發 行 人｜蔡森明
出 版 者｜大展出版社有限公司
社　　址｜台北市北投區（石牌）致遠一路2段12巷1號
電　　話｜（02）28236031·28236033·28233123
傳　　真｜（02）28272069
郵政劃撥｜01669551
網　　址｜www.dah-jaan.com.tw
電子郵件｜service@dah-jaan.com.tw
登 記 證｜局版臺業字第2171號

承 印 者｜傳興印刷有限公司
裝　　訂｜佳昇興業有限公司
排 版 者｜弘益企業行
授 權 者｜山西科學技術出版社
初版1刷｜2024年6月

定　　價｜330元

《脈貫》校注／清·王賢著，高麗娜　校注
──初版──臺北市，大展出版社有限公司，2024.06
　　面；21公分──（中醫經典古籍；11）
ISBN 978-986-346-467-9（平裝）
1.CST: 脈貫　2.CST: 中醫典籍　3.CST: 脈診　4.CST: 注釋
413.23　　　　　　　　　　　　　　　113006460